Marie de Hennezel
Jean-Yves Leloup

Die Kunst des Sterbens

Der Tod und wie wir mit ihm umgehen können

Aus dem Französischen von
Ingrid Fischer-Schreiber

Wolfgang Krüger Verlag

Die französische Originalausgabe erschien 1997
unter dem Titel
›L'art de mourir. Traditions religieuses et
spiritualité humaniste face à la mort aujourd'hui‹
im Verlag Robert Laffont

Lektorat: Stephan Schuhmacher
Satz: Fotosatz Otto Gutfreund, Darmstadt
Druck und Einband: Clausen & Bosse, Leck
Printed in Germany 2000
ISBN 3-8105-0876-4

Die Kunst des Sterbens

Inhalt

Dank an Marie de Solemme
für ihre Mitarbeit an diesem Buch

Einführung

Hat der Ausdruck »Kunst des Sterbens« in unserer materialistisch ausgerichteten Welt, in der der technische Fortschritt das Maß aller Dinge zu sein scheint und die der Gedanke an den Tod in Angst und Schrecken versetzt, überhaupt noch einen Sinn?
Die meisten Menschen im Westen sind gar nicht bereit, sich mit dem Gedanken des Todes auseinanderzusetzen – und schon gar nicht mit der Vorstellung, daß man mit dem Tod leben und sich ihm, wenn die Zeit dazu gekommen ist, bewußt und friedlich nähern könnte. Am Morgen aufwachen und sich seiner Sterblichkeit erinnern, wie man es in manchen Klöstern tut, scheint ein Relikt aus längst vergangenen Zeiten zu sein. Auch die weise Haltung der Buddhisten, die den Tod als Teil des Lebens akzeptieren, scheint für die meisten westlichen Menschen abwegig zu sein, genauso wie auch die Auffassung der Indianer Amerikas, die ihren Tod wie einen unsichtbaren Vogel auf der linken Schulter tragen und sich der Tatsache bewußt sind, daß sie auf dieser Welt nur auf der Durchreise sind. Solche »Weisheiten« helfen jedoch nach allge-

meiner Auffassung nicht nur, das Leben zu leben, sondern verleihen dem Leben erst seinen Sinn und seinen Wert.

Das Echo, das unser früheres Buch *Den Tod erleben* gefunden hat, scheint darauf hinzuweisen, daß sich das den Tod umgebende Tabu langsam lockert. In ihren Reaktionen auf dieses Buch haben Leser in langen Briefen beschrieben, wie sehr sie darunter gelitten hätten, daß über den Tod nicht gesprochen wird. Sie bedauerten es, einen Angehörigen nicht beim Sterben begleitet zu haben, weil sie sich nicht mit ihrer eigenen Angst konfrontieren wollten oder konnten. Dadurch hätten sie die Gelegenheit versäumt, Zugang zu dem inneren Raum dieser letzten Augenblicke zu finden.

Wie viele Schuldgefühle, wieviel Bedauern kommen in diesen bewegenden Seiten zum Ausdruck! Wie viel Wut auf jene, die den anderen des Todes berauben, die den Tod verstecken, als wäre er etwas, wofür man sich schämen müßte! Wieviel Wut auf die Lügen, die Ausflüchte, auf den Mangel an Menschlichkeit spricht aus diesen Zeilen! Wie sehr hätten sich diese Menschen eine andere Art des Umgangs mit diesen letzten Augenblicken gewünscht! Daran kann man ermessen, welche Ängste das Verleugnen des Todes hervorzurufen vermag. Man spürt, wie dringlich es geworden ist, darüber zu sprechen, und Worte zu finden, die diese unausweichliche Realität zu zähmen vermögen; wie wichtig es wäre, Orte der Begegnung und Solidarität zu schaffen, um jedem einzelnen zu helfen, sich dem eigenen Tod oder dem eines Angehörigen stellen zu können.

Bereits seit mehr als zehn Jahren existiert eine Bewegung, die es sich zum Ziel gesetzt hat, dem Tod wieder seinen Platz in unserem Bewußtsein und Denken zu geben und unsere Institutionen menschengerechter zu gestalten. Sie konnte sich entwickeln, weil einige Vereine und im Pflegebereich arbeitende Menschen beschlossen hatten, sich dem Tod zu stellen statt vor ihm zu flüchten. Mehrere Kongresse und Publikationen haben diese Bestrebungen einem breiten Publikum nahegebracht. Auch andere Tabus fallen, vor allem was die orale Verabreichung von Morphinen bei der Behandlung von Schmerzen im letzten Stadium betrifft. Der Begriff der Sterbebegleitung beginnt allgemein bekannt zu werden; immer mehr Menschen streben eine Ausbildung in diesem Bereich an. Dabei handelt es sich nicht nur um Fachleute, sondern auch um Menschen, die erkannt haben, daß die Begleitung eines Angehörigen, der im Sterben liegt, eine Aufgabe darstellt, die alle angeht und vor allem eine Sache der menschlichen Solidarität ist.

Von dieser Veränderung in der Haltung unserer Gesellschaft gegenüber dem Tod sind in erster Linie die Pflegekräfte betroffen, denn im allgemeinen vertrauen wir unsere Sterbenden den Krankenhäusern an. Sieben von zehn Personen sterben heute in einem Krankenhaus. Doch die Krankenhäuser sind überhaupt nicht darauf vorbereitet, Menschen aufzunehmen oder zu begleiten, die sie nicht mehr heilen können. So sind es gerade die Krankenhäuser selbst, die diese Situation in Frage stellen. Hier zeigt sich die Verunsicherung der Pflegekräfte angesichts des Leidens der Patienten und deren Angehörigen am deutlichsten, und hier sind die

Rufe nach Ausbildung und Unterstützung bei dieser unendlich schwierigen Aufgabe auch am lautesten.
Auch die Pflegekräfte sind in erster Linie Menschen. Sie leiden wie alle anderen Menschen darunter, daß unsere Gesellschaft allen Fragen, die den Tod betreffen, auszuweichen versucht. Sie sind in einer Gesellschaft groß geworden, in der man nicht vom Tod spricht. Wie wir alle bezahlen auch sie diesen Bruch mit den großen Traditionen, die uns früher auf den Tod vorbereiteten und uns halfen, den Sinn unserer Existenz zu ergründen, damit, daß sie keinen Sinn in ihrem Leben sehen. Diese laizistische Haltung hat dazu geführt, daß die meisten öffentlichen Orte, die im Dienste des Menschlichen stehen – unter anderen die Schule und das Krankenhaus – Orte sind, an denen die wesentlichen Fragen, nämlich die Fragen, die sich auf den Tod und den Sinn des Lebens beziehen, fast nie berührt werden.
Dieser Sinnverlust, dieser Mangel an Reflexion über das Heilige hat nach und nach auch jene Familien erfaßt, die früher den Traditionen stark verbunden waren. Während der letzten Jahre ist uns im Kontakt mit Angehörigen, die kamen, um ihre Sterbenden zu begleiten, klargeworden, wie selten Fragen der Spiritualität im Kreis der Familie diskutiert werden. Eine Umfrage unter dem Pflegepersonal hat ergeben, daß auch hier ein eklatanter Mangel herrscht. Diejenigen Familien, in denen man heutzutage offen und frei über derartige Fragen sprechen kann, scheinen nicht sehr zahlreich zu sein. Und auch wenn man das Glück hat, in einer dieser raren Familien aufgewachsen zu sein, so wäre es doch unmöglich, diese zutiefst persönlichen

und intimen Fragen am Arbeitsplatz zu diskutieren, denn hier regiert das Gesetz des Schweigens.
Die meisten Institutionen sind Orte, die mit ihrer technischen Kompetenz und ihrem Know-how zwar immer höheren Ansprüchen gerecht werden, wo aber die Sinnfrage, die Fragen, die die Subjektivität der Pflegenden und der von ihnen betreuten Kranken berühren, im Normalfall keinen Platz haben. So erklärt sich das bei den Kranken weitverbreitete Gefühl, daß ihr Körper nur als »Gegenstand« wahrgenommen wird und sie der Medizin ausgeliefert sind, aber nicht als »Menschen« mit einem Gedächtnis, einer Geschichte, mit Gefühlen und Ängsten und einem Denken, das hinterfragt, betrachtet werden.
Der Bewegung der Palliativpflege ist es zu verdanken, daß wir uns wieder bewußt werden, daß der Kranke ein Mensch und der Sterbende ein Lebender ist. Sein Leiden ist ganzheitlich, das heißt, es berührt die psychische, die psychoaffektive und die spirituelle Seite des Menschen.[1]
Die im Bereich der Palliativpflege tätigen Teams versuchen alle diese Ebenen der Persönlichkeit zu berücksichtigen. Es geht darum, das Leiden eines Menschen während der letzten Phase seines Lebens zu lindern, seine Bedürfnisse wahrzunehmen und die Zeit, die ihm noch zu leben bleibt, zu respektieren, ohne sie zu verlängern oder zu verkürzen. Man hat das Konzept der »Lebensqualität« eingeführt, um eine Antwort auf die von den Pflegenden gestellte Sinnfrage zu geben: Was können wir tun, wenn es nichts mehr zu tun gibt? Den Schmerz lindern, Trost spenden, es den Familien leichter machen, beim Sterbenden zu sein, und sie in ihrer

Aufgabe des Begleitens zu unterstützen. Was diese Bereiche betrifft, so hat die Palliativpflege sehr viel zur Entwicklung einer neuen Haltung gegenüber dem Tod beigetragen.
Aber eine Dimension dieses ganzheitlichen Leidens wird viel zuwenig wahrgenommen: das spirituelle Leiden, jenes innere Leiden, das aus dem Sinnvakuum entsteht. In diesem Bereich fehlt eine ausreichende Begleitung seitens der Pflegenden, genauso aber auch seitens der Familien.
Obwohl man sich der Bedeutung dieser spirituellen Dimension in der Pflege und Begleitung von Menschen, die kurz vor ihrem Tod stehen, immer stärker bewußt wird, muß man sich im klaren darüber sein, daß die Einrichtungen, in denen die spirituelle Begleitung Teil der allgemeinen Fürsorge für einen Menschen ist, noch sehr dünn gesät sind – als ob das spirituelle Leiden in unserer Welt keine Berechtigung hätte.
Es ist aber genau dieses Sinnvakuum, das unsere moderne Gesellschaft in ihrem Umgang mit dem Sterben charakterisiert. Wer weltlich orientiert ist und sich keiner Religion zugehörig fühlt, sondern sich auf eine Ethik beruft, die allein von der Erklärung der Menschenrechte inspiriert ist, der hat keinen Zugang zur Weisheit der großen Traditionen.
Dadurch, daß unsere Moral alle Dogmen und alle von einer Autorität vorgebrachten Argumente[2] ablehnt, hat sie sich auch der Möglichkeit einer Reflexion und Meditation über die Frage des Sinnes und des Heiligen beraubt. Sie hat die essentiellen Fragen, jene, die sich jeder Mensch angesichts des Todes stellt, nach und nach aus ihrem Repertoire gestrichen.

Ist es aber überhaupt möglich, diese Fragen auszusparen? Ist uns endgültig jede Form von Spiritualität und Transzendenz abhanden gekommen? Müßten wir nicht dem scheinbaren Widerspruch – daß wir nämlich akzeptieren, das Warum des Todes nicht zu verstehen, aber das »Geheimnis des Lebens und des Todes«[3] in seiner ganzen Fülle zu leben – genauer auf den Grund gehen?
Die Welt, die uns umgibt, lehrt uns nicht zu sterben. Es wird alles getan, um den Tod zu verdrängen, um ihn aus unserem Bewußtsein zu verbannen, als ginge es nur darum, Ziele zu erreichen, und als wäre Leistung der einzig gültige Wert. Die Welt lehrt uns aber auch nicht zu leben; sie lehrt uns höchstens, im Leben zurechtzukommen, was etwas ganz anderes ist. Es geht darum, immer mehr zu »machen«, immer mehr zu »haben«. Wir laufen blind einem materiellen Glück nach, aber früher oder später werden wir merken, daß dieses materielle Glück allein nicht ausreicht, um unserer Existenz einen Sinn zu verleihen. Deswegen bedauert es so mancher verbitterter, sich auflehnender Sterbende noch im letzten Moment, daß er am Wesentlichen vorbeigelebt hat. Wir müssen nicht besonders religiös sein, um zu fühlen, daß wir nicht auf der Welt sind, um unser Leben nur mit Produzieren und Konsumieren zu verbringen.
In einem seiner Vorträge über die Todeserfahrung stellte Pater Maurice Zundel[4] die Frage mit folgenden Worten:

> Was machen wir aus unserem Leben? Wir sind auf der Suche nach uns selbst, wir laufen vor uns davon,

wir begegnen uns von Zeit zu Zeit, und doch gelingt es uns nie, den Kreis zu schließen, uns selbst zu definieren und zu erkennen, wer wir sind... Wir haben nicht genug Zeit, das Leben vergeht so schnell, wir sind so beschäftigt mit unseren Sorgen, mit unseren Vergnügungen... und schließlich naht der Tod, und angesichts des Todes werden wir uns der Tatsache bewußt, daß das Leben etwas Unermeßliches, etwas Wunderbares und Kreatives hätte sein können. Aber nun ist es zu spät... Das Leben gewinnt seine wirklichen Konturen erst in dieser Trauer über all die Dinge, die unvollendet geblieben sind. Der Tod wird deswegen als Abgrund erlebt, weil wir im Leben so vieles nicht abgeschlossen haben.

Wo aber können wir der Frage nach dem Sinn heute Ausdruck verleihen? Wo finden wir eine Antwort auf diese Frage?
Jedem Menschen, der weiß, daß er bald sterben muß, können sich derartige spirituelle Fragen aufdrängen. (Was ist der Sinn meines Lebens? Gibt es etwas Transzendentes? Was wird aus meinem Sein?) Wie einsam muß man sich fühlen, wenn man diese Fragen nicht aussprechen kann, wenn man sie nicht mit anderen teilen kann! Aber sind wir bereit, solche Fragen überhaupt zu hören? Was sollen wir angesichts der Absurdität der Trauer, des Kummers, der Verzweiflung überhaupt sagen und tun? Was sollen wir denjenigen antworten, die die Frage nach dem Warum stellen? Die sich fragen, welchen Sinn es wohl haben kann, bettlägerig, abhängig von anderen, mit einem zusehends verfallenden Körper weiterzuleben?

Angesichts dieses Leidens bleibt uns oft nichts anderes übrig, als uns unsere Hilflosigkeit einzugestehen. Im allgemeinen haben wir das Gefühl, daß diese Situation unsere Kompetenz überschreitet. Dann verlassen wir uns auf die Repräsentanten religiöser Kulte, auf den Krankenhausgeistlichen, ohne uns jedoch zu fragen, ob wir dabei nicht Opfer jener Unklarheit sind, die in unserer Gesellschaft über die Beziehung zwischen Spiritualität und Religion besteht.

Diese beiden Begriffe werden oft zu Unrecht als synonym betrachtet. Einem religiösen Glauben anzugehören kann eine Möglichkeit sein, seine Spiritualität zu leben. Aber man kann seine Spiritualität auch leben, ohne einer Religion anzugehören. Diese beiden Begriffe müssen also unterschieden werden. Die Spiritualität ist jedem Wesen eigen, das sich mit der einzig sicheren Tatsache seines Lebens konfrontiert sieht. Sie betrifft seine Beziehung zu Werten, die es transzendieren, egal, welchen Namen es ihnen verleiht. Die Religionen hingegen repräsentieren Antworten, die die Menschen mittels einer Reihe von Praktiken und Glaubenssätzen auf diese Fragen zu geben versucht haben.

Manche Menschen an der Schwelle des Todes finden großen Rückhalt in ihrem religiösen Glauben und empfinden Gebete und Sakramente als hilfreiche Stütze; es gibt aber genug Menschen, die keinen religiösen Glauben oder zumindest ein belastetes, von Schuldgefühlen und Wut geprägtes Verhältnis zur Religion ihrer Kindheit haben. Nichtsdestotrotz haben auch diese Menschen eine Spiritualität, und es ist unsere Aufgabe, diese Spiritualität freizulegen und die-

sem Menschen zu helfen, ihr Ausdruck zu verleihen. Wir müssen den Mut aufbringen, sie zu fragen, was ihren Geist nähren und ihnen Frieden bringen könnte. Übrigens sind es nicht unbedingt Antworten, die ein Mensch sucht, der mit seinem bevorstehenden Tod konfrontiert ist; oft sehnt er sich nach einer menschlichen Nähe, die es ihm erlaubt, sich dem zu öffnen, was über ihn hinausgeht, und ihm hilft, sich dem Mysterium seiner Existenz, der alle Menschen verbindenden Liebe zu öffnen. Besteht dieses allen Menschen eigene »spirituelle Bedürfnis« nicht darin, sich bis zum Schluß in der Lage zu fühlen, zu lieben und geliebt zu werden? Besteht es nicht darin, im Innersten des Herzens diesen Sinn, den wir alle suchen, zu spüren?
Vielleicht haben wir das ungeheure spirituelle Potential unseres Menschseins noch gar nicht zur Genüge erforscht? Vielleicht haben wir nicht genug Vertrauen in unsere Fähigkeiten, uns mit einem anderen Menschen solidarisch zu fühlen, ihm unsere Aufmerksamkeit, unsere Gegenwart, unsere Rücksichtnahme zu schenken? Wissen wir, wie sehr wir durch diese Fähigkeiten das Selbstwertgefühl, die Würde im anderen wiedererwecken können?
Die spirituelle Dimension des Leidens eines Sterbenden aufzufangen und zu begleiten, ist also keine fakultative Aufgabe, die unserem eigenen Ermessen obliegt, wie Cecily Saunders, die Pionierin der Palliativpflege in Großbritannien, betont, sondern eine ganz grundlegende Aufgabe, die jeder Mensch wahrnehmen muß und kann, und zwar einfach deswegen, weil es sich dabei um eine zutiefst menschliche Aufgabe handelt. Es dürfte klargeworden sein, daß es nicht um

Indoktrination geht und auch nicht darum, sich auf ein bestimmtes Dogma zu berufen. Es geht schlicht und einfach um Liebe und Engagement. Es geht darum, dem anderen in seinem Innersten, in seinen Werten, seinen Sorgen zu begegnen, um ihm die Möglichkeit zu geben, seine eigene ganz persönliche Antwort zu finden.

Das vorliegende Buch ist eine Reflexion in zwei Stimmen, die sich an all jene wendet, die in ihrem Denken einen Schritt weitergehen und sich mit jenen Fragen, die das Thema des Todes aufwirft, auseinandersetzen wollen. Die erste Stimme ist die einer Psychologin, die auf praktische Erfahrung verweisen kann und sich mit der Frage der alltäglichen Erfahrung in der Sterbebegleitung beschäftigt. Die zweite Stimme ist die eines orthodoxen Priesters, der zugleich Doktor der Psychologie und Philosophie ist, und die die großen spirituellen Texte der Menschheit analysiert und dabei versucht, eine Brücke zwischen diesen Traditionen und den modernen Formen der Spiritualität zu schlagen.

Seit einigen Jahren leiten wir gemeinsam einen einwöchigen Workshop mit dem Titel »Ars moriendi: Die Betrachtungsweise des Todes in den Traditionen und in der modernen klinischen Arbeit«. Gemeinsam mit einer Gruppe von ungefähr 40 Teilnehmern denken wir über die Art und Weise nach, wie heutzutage gestorben wird. Wie kann man sich auf seinen Tod vorbereiten? Wie kann man als Subjekt den Tod in einer Welt leben, die den Tod leugnet? Wir beschäftigen uns damit, wie man sich in den großen spirituellen Traditionen, die unsere westliche Welt geprägt haben, dem Tod genähert hat – also in der jüdisch-christlichen

Tradition und vor allem in der des Mittelalters, aber auch in den östlichen Traditionen (vor allem im Buddhismus und Hinduismus), die seit einiger Zeit auch im Westen an Einfluß gewinnen. Wir versuchen zu erarbeiten, welchen Beitrag die Weisheit dieser Traditionen in unserer modernen, westlichen, entspiritualisierten Welt leisten kann.

Wir möchten in diesem Buch eine Betrachtung über die anthropologischen Grundlagen der Sterbebegleitung bieten, also über das Menschenbild, das bestimmt, welchen Wert dabei diesem letzten Moment unseres Lebens, den der Tod darstellt, beigemessen wird. Wenn man die wesentlichen philosophischen, religiösen oder mythischen Konzepte kennt, kann man sich eher darüber klarwerden, welche Wirkung und welchen Widerhall diese traditionellen Auffassungen auf einen selbst haben.

Mit welchem Konzept des Todes und des Sterbens können wir uns aufgrund unserer Kultur identifizieren? Welche Vorstellungen lassen uns unberührt, welche können wir nicht akzeptieren? Unsere ureigene Art und Weise, einen Angehörigen zu gegebener Zeit zu begleiten, wird, ob wir es wissen oder nicht, von diesen Haltungen bestimmt. Es ist gut, wenn wir uns darüber im klaren sind. Und es ist gut, wenn wir akzeptieren können, daß derjenige, den wir begleiten, die Dinge nicht unbedingt genauso sieht, wie wir es tun. Aus dieser Selbstkenntnis kann also Toleranz erwachsen. Dies scheint uns eine Vorbedingung für jede Form der Begleitung zu sein. Wie könnten wir behaupten, dem spirituellen Leiden eines Sterbenden Gehör zu schenken, wenn wir noch nicht einmal begonnen haben, unser eigenes Leiden wahrzunehmen? Wie kann ein Krankenhausteam dieser spirituellen Dimension der Sterbebegleitung gerecht werden, wenn es nicht für sich selbst die Möglichkeit schafft, seine eigene Vorstellung vom Tod reflektieren zu können?

Als ersten Schritt müssen wir ein Tabu brechen, das ebenso unumstößlich zu sein scheint wie das des Todes: das Tabu der Spiritualität.

In einer weltlichen Gesellschaft wie der unseren findet das Spirituelle keine Anerkennung. Nicht nur das: Es ist suspekt, weil es mit dem Religiösen verwechselt wird.

Das Verdrängen des Todes und die Allmacht der Technik haben ganz wesentlich zu dieser spirituellen Verarmung beigetragen. Im Krankenhaus pflegt man in erster Linie den Körper der Kranken. Wieviel Aufmerksamkeit schenkt man dem subjektiven Leben der Patienten? Ihrem Gefühlsleben? Ihrem Innenleben? Man bringt die psychische Angst und das Leiden mittels Antidepressiva und angstdämpfender Medikamente zum Schweigen, ohne sich überhaupt zu fragen, ob dieses Leiden nicht daher rührt, daß der Kranke von seinen Wurzeln und Quellen abgeschnitten ist. Aber die spirituelle Suche ist da, verborgen in den Tiefen eines jeden Menschen, nur um im Falle einer Krise oder einer Trauer hervorzubrechen.

Die Ärzte und Krankenschwestern, denen wir in den letzten Jahren begegnet sind, haben uns erzählt, wie sehr sie diese Fragen beschäftigen. Sie haben von ihrer Verunsicherung, ihrer Einsamkeit gesprochen; sie haben das Fehlen von Anhaltspunkten beklagt, die es ihnen erlaubt hätten, ihre eigenen Fragen zu ordnen

und zu formulieren und, wenn es ihnen schon nicht gelingt, Antworten auf diese Fragen zu finden, zumindest ihre eigene Art, mit diesen Fragen zu leben, zu finden. Sie haben erzählt, wie schwierig es ist, mit Kollegen darüber zu sprechen, und wie sehr sie Angst haben, nicht verstanden, sondern verurteilt, ja, manchmal lächerlich gemacht zu werden. Das alles hindert sie daran, allzu persönliche Fragen im Team, in der Institution, anzusprechen.
Der institutionelle Rahmen unterstützt also das Pflegepersonal nicht dabei, diese Dimension ihres Wesens, die so sehr strapaziert wird, zum Ausdruck zu bringen. Diejenigen von ihnen, die es wagen, solche Fragen anzuschneiden, sehen sich oft Kritik ausgesetzt. In den berühmten Supervisionsgruppen, die in manchen Krankenhäusern zur Unterstützung des Personals eingerichtet wurden und die eigentlich ein Ort sein sollten, an dem jeder seine Gefühle frei ausdrücken kann, geht die Auseinandersetzung mit dem Erlebten meist nicht genug in die Tiefe. Die Krankenschwestern und Ärzte haben das Gefühl, dies sei nicht der geeignete Rahmen, um darüber zu sprechen. Aber wo sonst sollten sie darüber sprechen? Mit wem? Wenn man das Pflegepersonal an die Priester und Kirchen verweist, dann verkennt man einmal mehr, daß Spiritualität außerhalb jeglicher Religion existiert, daß sie das Wesen des Menschen ausmacht.
Was uns die Krankenschwestern, Pfleger und Ärzte gesagt haben, trifft auf alle von uns zu. Vielleicht stehen sie deswegen im Zentrum dieser spirituellen Krise, die uns jetzt am Ende des Jahrhunderts erfaßt, weil sie aufgrund ihres Berufes ständig mit dem tiefsten

menschlichen Leiden konfrontiert sind. Aber genau sie sind es, die uns in unserer Entwicklung weiterbringen, weil sie diese Probleme thematisieren.
Bei unserer Betrachtung der spirituellen Traditionen möchten wir von unserer Nähe zu Leid und Tod ausgehen, denn unsere Werte wurzeln heute nicht mehr in Dogmen und Glaubenssätzen, sondern in der direkten Erfahrung, vor allem in der Erfahrung von Solidarität, Anwesenheit, Achtsamkeit gegenüber dem anderen. Sie wurzeln in der Entdeckung, daß jede Begegnung mit einem anderen Menschen eine Bereicherung darstellt. Hier hat der Sinn unserer Existenz und unserer Handlungen seine Wurzel.

1.

Jeder Mensch ist ein spiritueller Mensch

Was ist der eigentliche, tiefere Sinn des Begriffs »Spiritualität«, der im heutigen Sprachgebrauch so oft mit dem Begriff »Religion« verwechselt oder aber in Gegensatz zu »Religion« gestellt wird und der oft auch dann noch als suspekt gilt, wenn er nicht in einem religiösen Kontext verwendet wird?

Jean-Yves Leloup: Der Begriff »Religion« kann etymologisch auf zwei Weisen erklärt werden. Nach der einen Erklärung hat er die Bedeutung von *religare*, was soviel meint wie »sich verbinden«, »sich wiederverbinden«, »sich in Beziehung setzen zu dem, was man als das Absolute oder das Wesentliche betrachtet«. Dies ist der allgemein gebräuchliche Sinn des Wortes »Religion«, die sich in der Folge in einer Reihe von Riten und Praktiken verkörpert, innerhalb derer diese »Verbindung« Gestalt annimmt. Daneben existiert aber auch eine andere Etymologie: *religere*, was soviel bedeutet wie »noch einmal lesen«, das heißt sich mit einem Ereignis noch einmal auseinandersetzen, um zu versuchen, einen Sinn zu entdecken, eine Bedeutung herauszufiltern. Nach dieser Interpretation ist Religion eine Anstrengung, die Menschen aufbringen, um ihrem Leiden, ihrem Tod und ihrer Existenz einen Sinn zu verleihen.

Spiritualität ihrerseits ist unabhängig von einer religiösen Erfahrung. Sie ist etwas, das jedem Menschen eigen ist. Sie ist das, was einen Menschen ausmacht. Sagt uns nicht der heilige Johannes »Der Logos ist das Licht, das alle Menschen erleuchtet, die in diese Welt kommen«? Jeder Mensch, der sich der Wahrheit seines Wesens nähert, begegnet diesem Licht.

Hat der Begriff »Spiritualität« unterschiedliche Bedeutung, je nachdem, in welchem kulturellen Kontext wir ihm begegnen?

J.-Y. L.: Nach der griechischen Tradition hat sich ein »spirituelles Wesen« von den schwersten jener Elemente befreit, aus denen sich ein Mensch zusammensetzt. Das »Spirituelle« ist diejenige Dimension des menschlichen Wesens, die man »noetisch« nennt; es ist also jene Dimension, die – was Emotionen, Triebe und Leidenschaften betrifft – frei ist.
Die semitische Tradition führt den Begriff »Pneuma« ein, was soviel wie Hauch oder Atem bedeutet. Der heilige Paulus zum Beispiel unterscheidet zwischen dem »Psychischen« und dem »Pneumatischen«. Jeder Mensch ist vom Hauch, vom Atem beseelt, vom Strom eines inneren Lebens erfüllt. Aber man kann auch neben seinem Atem leben, genauso wie man neben sich selbst leben kann. Spirituell ist ein Mensch dann, wenn er in seinen Atem eindringt, wenn er es dem Leben gestattet, sich vollkommen in ihm zu inkarnieren. Wenn man von dieser Interpretation des Spirituellen als »Atem« oder »Hauch« ausgeht, dann besteht Ster-

bebegleitung darin, es dem anderen zu erlauben, voll und ganz er selbst zu sein. Ein spiritueller Mensch zu sein heißt, tief vom Hauch beseelt oder – einfacher gesagt – »inspiriert« zu sein.

Was aber nicht bedeutet, daß ich einer bestimmten Religion angehören muß?

J.-Y. L.: Spiritualität heißt, »einen Schritt weiter zu gehen«. Einen Schritt weiter gehen im Akzeptieren meiner Müdigkeit, im Akzeptieren meiner Begrenzungen – der Begrenzungen meiner Intelligenz, meines Unverständnisses angesichts des Leidens. Das ist die Tradition der Pilger von Compostela: *ultrëia*, »darüber hinaus gehen«, einen Schritt weiter gehen, egal, ob man nun einer religiösen Gemeinschaft angehört oder nicht.

Spirituell zu sein bedeutet nichts anderes, als dort, wo man ist, diesen einen Schritt weiter zu tun. In diesem Sinn bedeutet Begleitung also, dem anderen zu helfen, diesen Schritt darüber hinaus zu machen, inmitten seines Leidens, inmitten dessen, was er ist. Manchmal kann man den Eindruck haben, daß gewisse Menschen in ihrer spirituellen Entwicklung sehr weit gekommen sind, obwohl sie in Wirklichkeit noch nicht einmal den ersten Schritt getan haben! Sie tun nichts anderes, als angelernte Haltungen, Gebete oder Verhaltensweisen zu wiederholen. Andererseits kommt es immer wieder vor, daß Menschen, die keine religiöse Erziehung genossen haben, fähig sind, angesichts des Leidens, des nahenden Todes diesen einen Schritt weiter zu tun.

Ein spiritueller Begleiter ist also ein Mensch, der diesen Prozeß in Gang bringen und dieses Sich-Öffnen fördern kann, womit er es dem anderen ermöglicht, über seine Symptome hinauszugehen und sich nicht mit ihnen zu identifizieren.

Trifft man in der täglichen Arbeit der Sterbebegleitung nicht oft auf Menschen, die ein spirituelles Bedürfnis haben, obwohl sie keiner Religion angehören?

Marie de Hennezel: Ein »spirituelles Bedürfnis« wird nur in den seltensten Fällen als solches artikuliert, ist aber praktisch immer vorhanden, da es sich dabei um das Bedürfnis handelt, als Mensch mit all seinen Geheimnissen und in seiner ganzen Tiefe anerkannt zu werden. Und dieses Bedürfnis wird nicht gegenüber »Spezialisten der Spiritualität« geäußert, sondern gegenüber jedem Menschen, dem man begegnet: »Du, der du mich pflegst und begleitest, mit welchem Blick betrachtest du mich? Bin ich nichts als ein verfallener Körper, der bald verschwunden sein wird? Welchen Wert oder welchen Sinn mißt du der Zeit bei, die mir noch zu leben bleibt?«
Der Mensch, der seinen Tod herannahen fühlt, ist vom Wunsch beseelt, ans Ende seiner selbst zu gehen; er will vollenden. Er ist bestrebt, sich der tiefsten Wahrheit zu nähern; er will sein wahres Wesen, sein wahres Sein erkennen. Dabei handelt es sich um ein spirituelles Verlangen. Und wenn ein Sterbender ein Bedürfnis verspürt, dann das Bedürfnis, daß dieses Verlangen, diese Dimension auch von anderen anerkannt wird. Er

will nicht als kranker Körper betrachtet werden, sondern als Person, die ihre Geschichte, ihre innere, persönliche Linie hat – und vor allem ihr Geheimnis.
Wenn sich also jene, die einen Sterbenden begleiten, ihm voller Achtung nähern, wenn sie seine Person mit ihrer unsichtbaren Dimension, wenn sie seine Intimität und sein Geheimnis respektieren, wenn sie entgegen aller Äußerlichkeiten Vertrauen in die in ihm wirkende innere Kraft aufbringen können, dann integrieren sie die spirituelle Dimension in ihre Arbeit des Begleitens.
Auf die spirituelle Dimension des anderen Menschen einzugehen, bedeutet im Grunde nichts anderes, als Vertrauen in die Zukunft des anderen zu setzen – auch mitten im Ringen mit dem Tod. Es bedeutet, sich bewußt zu machen, daß dieser Kampf eine innere Arbeit widerspiegelt und in gewissem Sinne die Vorbereitung für einen Aufbruch zu etwas Neuem darstellt. Er muß als Wirken des Geistes im Innersten dieses Menschen verstanden werden. In diesem Sinne bestünde eine spirituelle Begleitung einfach darin, da zu sein, dem anderen zuzuhören und Vertrauen in das zu haben, was in dieser inneren Arbeit zum Durchbruch kommt. Das läßt sich also in drei Begriffen zusammenfassen: Dasein, Zuhören, Vertrauen.

Ist das nicht das, was man immer öfter »Laienspiritualität« nennt?

J.-Y. L.: Ja, das stimmt, aber handelt es sich dabei nicht um eine Art Begriffsverwirrung? Wenn man von »Lai-

enspiritualität« spricht, macht man dann nicht in gewisser Weise aus dem Laientum eine Religion? Diesen Ausdruck verwenden manche zeitgenössische Philosophen, die ihre Annäherung an das menschliche Wesen nicht auf das beschränken, was sie sehen, oder auf den, der stirbt, der leidet. Sie gehen davon aus, daß im Menschen etwas existiert, das es ihm erlaubt, auf andere Weise zu leiden, auf andere Weise zu lieben und vielleicht auch auf andere Weise zu sterben.
Wie Marie de Hennezel sagt, ist eine spirituelle Haltung eine Haltung, die in die Tiefe des Menschen vertraut, in das im Menschen, was über den Menschen hinausgeht – die in das im Menschen vertraut, was offen bleibt für ein Jenseits-des-Menschen.

Welche anderen Begriffe bieten sich an, wenn man die Mißverständnisse rund um den Begriff »Laienspiritualität« vermeiden will?

M. d. H.: Ich verwende den Ausdruck »spiritueller Humanismus«, denn es existiert eine humanistische Tradition, die sich genau dem öffnen kann, was jenseits des Menschen liegt, was den Menschen übersteigt. Aber es ist wichtig zu präzisieren, daß man in der Begegnung mit dem Kranken nicht von Spiritualität »spricht«. Man muß versuchen, diese Spiritualität zu leben, sie durch die eigene Art *zu sein* auszustrahlen.

J.-Y. L.: Ich würde nicht einmal von spirituellem Humanismus sprechen, sondern eher von einem »offenen Humanismus«, also von einem Humanismus, der allen Dimensionen des Menschlichen gegenüber offen ist, selbst solchen, von denen er gar nichts weiß. Wenn man dem Leiden eines anderen Menschen zuhört, dann nimmt man jenseits seines Bedürfnisses auch seinen Wunsch wahr, ja, jenseits seines Wunsches nimmt man in Wirklichkeit das Sein, das in ihm wünscht, wahr... das heißt, man nimmt das Subjekt wahr.

Man kann aber vor allem auch deswegen von offenem Humanismus sprechen, weil dadurch deutlich wird, daß unser Humanismus in bestimmten Zusammenhängen ein geschlossener, ja, manchmal sogar ein eingeschlossener Humanismus ist. Er ist also manchmal ein Humanismus, der bei einer Auffassung vom Menschen stehengeblieben ist, die das nicht berücksichtigt, was der Mensch über sich weiß, was ihm aber das Leiden und der Tod eröffnen können, denn das, was der Tod uns zeigt, ist eben genau der Teil unseres Selbst, den wir selbst nicht kennen!

Wenn wir von spiritueller Sterbebegleitung sprechen, so bedeutet das nicht, daß wir von jemandem eine bestimmte religiöse Haltung oder eine transzendente Erfahrung fordern. Es geht darum, den Menschen mit jenem Respekt und jenem Vertrauen zu begleiten, die ihn spüren lassen, daß er nicht auf seinen leidenden Körper reduziert ist, sondern daß es in ihm einen »Raum« gibt und wir uns »dort« wiedertreffen werden. Wir gehen also von folgender Annahme aus: Was wir von einem Menschen sehen und von ihm wissen, was gemessen, gewogen und diagnostiziert werden kann... das ist nicht alles.

Unser Humanismus ist ein Humanismus, der einen »Mangel« aufweist: Er akzeptiert, daß er nicht alles über den Menschen weiß. Was in einem Menschen, dem man beisteht, seine Bedeutung behält, ist nicht das, was man von ihm weiß (seine Krankheit usw.), sondern vielmehr das, was man nicht weiß. Der andere ist, was unser Wissen und unsere Wahrnehmung »übersteigt«. Der andere in seiner Andersartigkeit, mit seinem Antlitz ist dieses Wirkliche, das unseren sinnlichen und intellektuellen Aneignungswünschen widersteht. Er ist, was sich meinem Zugriff entzieht, oder, weniger philosophisch ausgedrückt, er ist, was sich meiner »Kontrolle« entzieht.[1]

2.

Das Bild des Todes als Erbe unserer Kultur

Unsere Haltung angesichts des Todes wird von einer anthropologischen Grundannahme bestimmt, derer wir uns im wesentlichen nicht bewußt sind. Wie könnte man diese definieren?

Jean-Yves Leloup: Von einer anthropologischen Grundannahme auszugehen heißt, ein Bild des Menschen zu haben, das das Erbe einer Kultur, einer Zivilisation oder einer Religion darstellt, und zu glauben, daß der Mensch auch tatsächlich dieser Vorstellung entspricht. Wir lassen uns von solchen Vorstellungen leiten, wenn wir jemanden als geistig gesund beziehungsweise geistig krank einstufen, oder wenn wir das, was er tut, als gut oder schlecht bewerten. Dieses Bild bestimmt übrigens auch, welche Art von Erziehung wir unseren Kindern angedeihen lassen.

In diesem Sinne ist also eine solche Grundannahme eine innere Haltung, die unserem praktischen Handeln, unserer Art und Weise zu lieben und zu begleiten eine Richtung gibt, bevor überhaupt noch eine Analyse oder eine Reflexion stattfinden. Egal, ob in der Liebe, im Tod oder im Leiden, wir alle haben ein gewisses »Bild« vom Menschen, das wir zwar übernommen und integriert, aber nur in den seltensten Fällen auch hinterfragt haben. Je nachdem, in welcher

Kultur wir leben, kann daher das Leiden auf sehr unterschiedliche Weise interpretiert werden. Dies gilt auch für den Tod, für das Herannahen des Todes und den Umgang mit dem Tod. Ein Beispiel: Der Satz »Solange es Leben gibt, gibt es auch Hoffnung« hat nur in einem westlichen Kontext Sinn. In einem anderen Kontext (z. B. im Buddhismus) würde man vielleicht sagen »Solange es Leben gibt, gibt es Illusion«. Beide Behauptungen sind übrigens richtig. Die Frage der künstlichen Erhaltung von Leben wird daher je nachdem, in welchem Kontext sie gestellt wird, vollkommen unterschiedlich wahrgenommen.
Unsere Art, einen Sterbenden zu begleiten und für ihn zu sorgen, wird also von der Vorstellung, die wir von einem menschlichen Wesen haben, von unserer Wahrnehmung von Leben und Tod geprägt.

Welchen unterschiedlichen Auffassungen vom Menschsein oder Menschenbildern begegnen wir heutzutage?

J.-Y. L.: Es existieren unzählige Auffassungen vom Menschsein, aber wir können vier unterscheiden, die der gegenwärtigen Welt mehr oder weniger vertraut sind.
Nach der ersten Vorstellung ist der Mensch ein »eindimensionaler Mensch«: Er ist nichts als ein Körper, er ist bloße Materie. Sein Denken ist lediglich das mehr oder weniger geglückte Produkt der Aktivität seines Gehirns, einer extrem komplexen Maschine, die aber vollkommen auf ihre einzelnen Bestandteile reduziert werden kann. Der Mensch ist nichts anderes als dieses

zusammengesetzte Etwas, das sich früher oder später zersetzen wird. Gemäß dieser Auffassung existiert natürlich so etwas wie eine Seele nicht! Die Psyche ist nur eine Illusion, mit der wir die Gewißheit unseres Todes kompensieren wollen! Natürlich existiert hier auch kein Denken, kein Intellekt (*noûs* im Griechischen). Die Intelligenz ist lediglich das zufällige, unsichere Zusammenspiel unserer Synapsen! Klarerweise gibt es auch keinen Geist (oder Heiligen Geist).
Diese Auffassung vom Menschen, wie sie manche unserer Zeitgenossen vertreten, findet sich aber auch in den alten Traditionen, wie etwa in der Schule der Atomisten oder Materialisten der Antike.

Gemäß der zweiten Auffassung ist der Mensch »zweidimensional«. Ausgangspunkt dafür ist die Beobachtung, daß der Körper belebt ist. Ein belebendes Element – egal, ob man nun von »Seele«, »Psyche« oder »Information« spricht – verleiht unseren Zellen, unseren Atomen Leben und Form. Sobald sich dieses Lebendige oder diese Information zurückzieht, existiert kein Leib im eigentlichen Sinn des Wortes mehr, sondern lediglich ein »Leichnam«. Man spricht dann vom »unbelebten Körper«. Manche sind der Meinung, diese »Information« beziehungsweise diese »Seele« verfüge über ein vom Körper, den sie belebt, unabhängiges Leben. Diese Auffassung stützt sich auf gewisse Erfahrungen, die in jüngster Zeit beschrieben wurden. Ich denke da an die sogenannten *near death experiences*, also an Nahtoderfahrungen, wobei die Betroffenen von der Existenz einer Seele »außerhalb des Körpers« berichten, die in der Lage ist, gewisse Beobachtungen

zu machen und später mitzuteilen,[1] während der Körper medizinisch gesehen als klinisch tot, also mit flachem Enzephalogramm usw., beschrieben wird.
Derartige Erfahrungen werden oft mit alten Anthropologien in Zusammenhang gebracht, bei denen zwischen Seele und Körper unterschieden wird (Plato, Descartes). Gemäß dieser Sicht des Menschen ist die unsterbliche Seele die erhabene Seite des Menschen, während der sterbliche Körper gering geachtet wird. Er gilt als das Grab der Seele, obwohl er eigentlich ihr Tempel ist, der Ort, an dem sie sich manifestieren und inkarnieren kann.

Eine dritte Vorstellung vom Menschsein geht vom »dreidimensionalen Menschen« aus. Demnach setzt sich der Mensch aus Seele, Körper (Soma-Psyche) und Geist (*noûs* im Griechischen, *mens* im Lateinischen) zusammen. Der Geist ist diese »feine Spitze der Seele«, die stille, kontemplative Seite, die manche unserer Zeitgenossen erfahren, die Meditation üben, und die in allen großen Traditionen bekannt ist. Hier besteht wiederum die Tendenz, diese kontemplative Dimension des Menschen auf Kosten seiner affektiven (psychischen) oder körperlichen (somatischen) Dimension überzubewerten.
Manchmal hält man gar die Erfahrung des Lichtes des *noûs,* also die Erfahrung eines Geistes, der frei ist von jedem Konzept, von jeder Vorstellung, für das Göttliche! Aber der Spiegel, der die Sonne reflektiert, ist nicht die Sonne! Auf eine gewisse Weise kann aber auch der Spiegel dank seines Strahlens zu einer sekundären Quelle des Lichts werden. Der Geist im Menschen

ist dieser Raum, diese Freiheit, die das Licht des Geistes (das *pneuma*) empfängt. Die Verwirrung im Deutschen und in vielen anderen Sprachen rührt daher, daß wir nur über ein einziges Wort verfügen, um den Geist (des Menschen) und den Geist (Gottes) zu bezeichnen.

Es ist aber auch eine vierte Sicht des Menschen möglich, die keines der Elemente der eben angeführten Anthropologien – Körper, Seele und Geist – negiert, sondern sie miteinander verbindet. Das Verbindende ist das Pneuma, der Hauch, der das Kompositum Mensch bewohnt, inspiriert und erhellt. Aus dieser Perspektive bedeutet »spirituell werden« (oder »pneumatisch« werden, wie der heilige Paulus sagte) sicher nicht, den Körper zu leugnen, ganz im Gegenteil: Es bedeutet, ihm Zugang zur Durchsichtigkeit, zum Verklärtsein zu verschaffen. Bei alten Menschen, deren Körper ausgezehrt ist, finden wir manchmal diese Art der Durchsichtigkeit. Wir finden sie aber auch auf dem Gesicht von Menschen, die gerade gestorben sind: als hätte sie eben der Atem gewaschen, als hätte er sie besänftigt und ihre Falten geglättet. Diese Vorstellung will auch nicht unsere affektive oder intellektuelle Dimension leugnen, sondern sie öffnen und dekonditionieren und sie nicht länger mit unseren nur allzu offensichtlichen und spürbaren Grenzen identifizieren. Diese letzte Anthropologie, die wir als »ganzheitlich« bezeichnen könnten, respektiert den Menschen in seiner Ganzheit: Körper, Seele und Geist. Sie respektiert und begleitet ihn aber auch in seinem »Mysterium«, in der Gegenwart des stillen Atems, der dem Menschen seine Kohärenz verleiht.

Die alexandrinischen Therapeuten berücksichtigten nicht nur die körperlichen und psychischen Bedürfnisse des Menschen, der auf der Suche nach dem Sinn seines Lebens ist, sondern auch seine ontologische Dimension. Sie sprachen in diesem Zusammenhang davon, »sich des Seins anzunehmen«, was paradox klingen mag. Aber kann ein Kranker nicht auf der Basis dessen, was wir bei einem Menschen als lebendig und gesund ansehen, etwas von seiner Ganzheit und Würde wiederfinden? Kann er nicht sein »wesenhaftes Sein« wiederfinden, auch wenn sein »existentielles Sein« dem Untergang entgegengeht?

Welche Haltungen gegenüber dem Tod wurden von diesen verschiedenen Vorstellungen vom Menschsein beeinflußt?

J.-Y. L.: Da wäre an erster Stelle eine Haltung zu nennen, die uns heute, am Ende dieses materialistischen Jahrhunderts, nur allzu vertraut ist. Sie geht auf eine atheistische humanistische Tradition zurück, die sich bis in die Antike zurückverfolgen läßt (Epikur, Demokrit, Lukrez) und später von den Philosophen der Aufklärung aufgegriffen wurde. In diesem Kontext ist der Tod das Ende des Lebens. Er bedeutet das Ende aller biopsychischen oder neurophysiologischen Funktionen. Es existiert nichts jenseits des zufälligen Zusammenspiels unserer Atome, jenseits des Spiels »ohne Regeln« unserer Synapsen. Egal, ob man sich dafür entscheidet, nicht an den Tod zu denken – wie es Voltaire tat –, oder ihm ins Gesicht schaut wie Heidegger:

Der Tod ist ein Skandal. Er ist absurd, verrückt. Das ist die heute im Westen vorherrschende Haltung gegenüber dem Tod. Dies erklärt auch, warum wir dazu tendieren, den Tod zu leugnen oder vor ihm zu flüchten, und warum wir das Leben künstlich erhalten oder Sterbehilfe leisten wollen.

Aufgrund dieses atheistischen Humanismus bezieht die im Westen dominierende spirituelle Haltung ihre Inspiration klarerweise aus den monotheistischen Traditionen. In diesen Traditionen sind das Leben, das Leiden, die Krankheiten und der Tod Orte des Übergangs, Zeiten der Prüfung, die wir »interpretieren« können, denen also jeder von uns einen ganz speziellen Sinn verleihen kann. In der jüdisch-christlichen Tradition wird der Tod als ein Übergang aufgefaßt. (Im Hebräischen bedeutet das Wort für Ostern, *pessah*, z. B. Übergang, den Sprung auf die andere Seite.)

Der Tod ist also ein Übergang in einen anderen Bewußtseinszustand. Das Wort *anastasis* (*ana* bedeutet soviel wie oben, *stasis* sich stellen), das man mit »Auferstehung« übersetzt hat, bedeutet, sich in die Höhe, in die Tiefe zu begeben, in jene Dimension, die der heilige Johannes das »ewige Leben« genannt hat, das heißt, an jenen innersten Ort, der nicht von Raum und Zeit bedingt ist.

Dieser Übergang muß von unendlichem Respekt und grenzenlosem Vertrauen in den »anderen« begleitet werden. Wir müssen darauf vertrauen, daß der andere trotz des manchmal unerträglichen Schmerzes und Leidens in der Lage ist, bei diesem Übergang auch wirklich durch diesen Schmerz und dieses Leiden hindurchzugehen, ohne ihm auszuweichen. Was mich am

Christentum so fasziniert, ist gerade die Tatsache, daß dem Leiden nie aus dem Weg gegangen wird, das heißt, daß es nie als Illusion betrachtet wird. Das Leiden ist eine Realität, die mit dem Herzen angenommen wird, auch wenn sie uns weh tut. Man muß also akzeptieren – auch wenn uns dieses Wort angst macht –, daß wir vom Leiden des anderen »angesteckt« werden können. Im »Mitleiden« übernehmen wir tatsächlich etwas von diesem Leiden, aber ohne in diesem Schmerz, der nicht der unsere ist, zu ertrinken.[2]

Dieses Mitleid ist nur dann möglich, wenn derjenige, den wir begleiten, in diesem Ort in seinem Innersten ruht, den manche den »inneren Christus« nennen.

Daneben finden wir aber auch eine andere Haltung, die uns zwar etwas fremder ist, aber auch bei uns immer mehr Anhänger findet. Sie ist typisch für die buddhistischen Traditionen, aber wir finden sie auch in der hebräischen Tradition (*kohelet*) wieder. In diesem Kontext werden das Leiden und der Tod in einem gewissen Maße als Illusion betrachtet. Sie sind kennzeichnend für die Situation eines relativen Seins, das man normalerweise »Ich« oder »Ego« nennt. Dieses Ich oder Ego ist nichts als eine Ansammlung von Spuren, von Erinnerungen, die keinerlei eigenständige Existenz besitzen.

Der Tod ist nicht das Ende des Lebens, sondern das Ende einer Illusion, eine Erlösung – die Erlösung vom Leiden, von der Verkettung von Ursachen und Wirkungen. Aus diesem Grund ist der Tod ein geweihter Augenblick, der heiligste Augenblick im Leben eines Menschen, denn er ist letzten Endes die Gelegenheit, in einen unbegrenzten Raum einzugehen. Er ist der Augenblick, in dem sich die Wirklichkeit endlich offenbart.

Auch in diesem Kontext geht es nicht darum, vor dem Leiden zu fliehen, im Gegenteil: Man muß dem Leiden in die Augen schauen, und zwar nicht, um sich darin zu gefallen, sondern um hindurch und darüber hinauszugehen. Diese Haltung stützt sich auf die Vier Edlen Wahrheiten, wie sie der Buddha anläßlich seiner Lehrrede von Benares formuliert hat. Die erste dieser Vier Edlen Wahrheiten, die Wahrheit von *dukka*, erinnert uns daran, daß alles unbeständig ist. Alles, was zusammengesetzt ist, muß wieder zerfallen. Weisheit besteht nun nicht darin, diese Unbeständigkeit zu beklagen, sondern darin, sie zu akzeptieren. Die Zweite Edle Wahrheit, die Wahrheit von *tanha*, zeigt auf, worin der Grund unseres Leidens, liegt: im Anhaften. Der Buddha lädt uns dazu ein, loszulassen; er fordert uns also gewissermaßen auf, mit unseren narzißtischen Verletzungen zu leben. In der Dritten Edlen Wahrheit, der Wahrheit von *nirvāna*, sagt er uns, daß im Innersten alles Geschaffenen eine nicht-geschaffene Wirklichkeit existiert, das strahlende Licht, das jeder Mensch im Moment seines Todes erblickt. Die Vierte Edle Wahrheit, der *Edle Achtfache Pfad*, macht uns Mut, die Dinge so zu akzeptieren, wie sie sind.

Welche praktischen Konsequenzen ergeben sich aus einer solchen Haltung für die Begleitung von Sterbenden?

In der tibetisch-buddhistischen Tradition ist der maßgebliche Text für all jene, die Sterbende begleiten, das *Bardo Thödol*. Dabei handelt es sich nicht um ein

»Totenbuch« im klassischen Sinn des Wortes, sondern um ein »Buch der Befreiung durch aufmerksames Hören dessen, was dazwischen ist« – dies ist die eigentliche Etymologie des tibetischen Wortes *bardo*. Das *Bardo Thödol* ist in gleichem Maße eine Kunst des Lebens wie eine Kunst des Sterbens, vor allem aber ist es eine Kunst, sich jenen Phänomenen zuzuwenden, die sich in den ganz zu Recht »Zwischenwelten« genannten Welten zwischen dem gewöhnlichen Bewußtsein mit seinen Dualitäten und dem reinen Bewußtsein, das frei von jeder Dualität ist, manifestieren.
Die Rolle des Begleiters, in diesem Fall eines Lamas, besteht darin, den Menschen, der im Sterben liegt, in einen Zustand zu versetzen, der es ihm ermöglicht, sich dem, was die Tradition das »Klare Licht« nennt, zu öffnen. Im *Bardo Thödol* finden wir diese wunderbaren Worte des Lamas: »Höre, Sohn edler Familie [Man respektiert den anderen, man gibt ihm seine innerste Identität wieder]. Das, was Tod genannt wird, ist nun gekommen. Dein Geist möge sich auf den grenzenlosen Raum richten, der ursprüngliche, unbefleckte Geist, der unsere wahre Natur ist.«
Der Lama lädt den Sterbenden ein, sich nicht in seinem Bedauern, in seinem Groll einzuschließen, sondern auf sich selbst zuzugehen. Den gleichen Gedanken finden wir im »Geh hin zu dir selbst«, das Gott dem Abraham sagte. Im Augenblick des Todes bedeutet lieben, den anderen genug zu lieben, um ihm sagen zu können: »Geh zu dir selbst, du gehörst mir nicht. Gesegnet sei das Leben, daß es uns erlaubt hat, den Weg gemeinsam zu gehen. Bleib nicht stehen im Leiden, das dich übermannt, geh...« Denselben Gedanken finden wir auch

in den *Beatitudines*, wie sie André Chouraqui übersetzt hat: »Macht euch auf, ihr, die ihr weint.«
Das *Bardo Thödol* verlangt vom Lama, daß er sowohl seine weiblichen als auch seine männlichen Qualitäten einbringt. Im Augenblick des Todes bedarf es des Weiblichen, des Mütterlichen, des Zärtlichen und Sanften, aber auch des Männlichen. Man braucht einen Vater, ein wissendes Wort, das uns erleuchtet und uns eine Richtung weist. Wir brauchen ein »Du kannst«. Das ist die wirkliche Autorität, die, die uns autorisiert, uns die Erlaubnis, das Vertrauen gibt. Der Begleitende hat eine prophetische Funktion inne, denn kraft seines Wortes vermag er einen Weg zu öffnen.
Der Tod ist also die Gelegenheit für ein Erwachen. So gesehen ist er kein Drama, und deswegen heißt es, daß man den Menschen weder beweinen noch zurückhalten soll; es geht vielmehr darum, ihn einzuladen, dieses reine Licht zu entdecken, das er selbst ist. In Indien würde man sagen: »Identifiziere dich nicht mit deinem Ich, mit deinem sterblichen Ich, sondern erinnere dich, daß das Selbst in dir wohnt. Das ist es, was du bist.« Du bist das Kind deiner Eltern, du bist das Kind der Gesellschaft, in der du lebst, aber du bist auch das Kind des Windes, des Atems, der in dir lebt. Nimm diesen Ausatem, um in dieses Selbst hinein auszuatmen, um dem Selbst Raum zu geben. Die Gesänge, die musikalische Begleitung, die Worte, die gesprochen werden, wollen nicht nur das Leiden lindern, sondern auch bewußtmachen, daß wir »nicht nur von dieser Erde sind«, auch wenn wir diese Erde lieben. Wir sind auch eine himmlische Polarität, und der Moment, in dem unsere Erde sich auflöst und zerfällt, ist vielleicht der Augen-

blick, in dem wir uns für die Umarmung des Himmlischen in uns selbst öffnen können. Dieses Himmlische in uns trägt die unterschiedlichsten Namen: das Selbst, das Andere, das Helle Licht, das Andere Bewußtsein…

Welche der verschiedenen möglichen Haltungen, die wir gegenüber dem Tod einnehmen können, kommt aber für jene Menschen in Frage, die überhaupt keine Religion haben?

J.-Y. L.: Manche Menschen, die keiner Religion und auch keiner Tradition angehören, verfügen über menschliche Qualitäten, die jenen, die von einer speziellen religiösen Zugehörigkeit herrühren, um nichts nachstehen, denn die Art und Weise, wie wir dem Tod gegenüberstehen, spiegelt letztendlich unseren Umgang mit dem Menschlichen wider. Deswegen muß man besonders betonen, daß Religionen eigentlich die Funktion haben sollten, diese tiefen menschlichen Qualitäten zu wecken und zu entwickeln.
Die eigentliche Frage lautet daher: »Sind wir Menschen? Sind wir menschliche Wesen in ihrer gesamten Tiefe?«
Es geht nicht darum, den Menschen, die Sterbende begleiten – dem Krankenhauspersonal und den Angehörigen – eine religiöse oder spirituelle Ausbildung zukommen zu lassen, sondern ganz einfach eine Ausbildung in *Menschlichkeit.* In gewissen Krankenhäusern mangelt es nicht an Religiosität, sondern schlicht und einfach an Menschlichkeit! Wir müssen lernen,

uns nicht in Beziehung zu einer Krankheit zu begreifen, sondern zu einem Menschen, der eine Krankheit hat, das heißt, eigentlich in Beziehung zu einem Menschen, der eine Seele hat – ob wir daran glauben oder nicht… Es geht einfach darum, diese Dimension des menschlichen Seins zu respektieren. In manchen Fällen von Sterbebegleitung fehlt meiner Meinung nach etwas. Das Drama des modernen Menschen ist nicht die Kastration (die Verdrängung) der Sexualität, der Kreativität oder der Emotionalität, sondern der spirituellen Dimension des menschlichen Wesens. Noch einmal: Egal, ob man einer Religion angehört oder nicht, wenn wir uns auf die Begleitung Sterbender vorbereiten, darf diese Dimension des menschlichen Wesens nicht ausgespart werden. Wir brauchen uns dessen nicht nur nicht zu schämen, sondern müssen wissen, daß es eine Wirkkraft einer anderen Ordnung gibt, die des Herzens.

3.

Wider das Tabu des Todes – Die Herausforderung eines spirituellen Humanismus

Herrscht in der Sterbebegleitung - vor allem wenn diese vom Personal einer Palliativstation wahrgenommen wird – eine besondere spirituelle Ausrichtung? Wie wirkt sich dies in der alltäglichen Arbeit aus?

Marie de Hennezel: Der Geist, der in der Palliativpflege herrscht, und auch die praktische Arbeit beziehen ihre Inspiration ganz offensichtlich aus der jüdisch-christlichen Tradition. Übrigens waren die Pioniere in diesem Bereich – die Hospizbewegung in Großbritannien – bekennende Christen.

Wenn auch die Wertvorstellungen der meisten Pflegepersonen und ehrenamtlichen Helfer, die in der Sterbebegleitung arbeiten, von dieser Tradition geprägt sind, so heißt das noch lange nicht, daß dies so sein muß. Ich glaube vielmehr, daß es gelungen ist, die Palliativpflege auf eine Ethik zu gründen, die so offen ist, daß sich auch Menschen, die in anderen Traditionen stehen – seien es nun buddhistische oder agnostische - damit identifizieren können. Gleich welcher religiösen oder philosophischen Überzeugung sie nun angehören, die Frauen und Männer, die in der Palliativpflege arbeiten, haben sich ein und derselben Ethik verpflichtet: Es geht darum, den Sterbenden und die Qualität der Zeit, die ihm noch zu leben bleibt, zu respektieren und ihm eine ausreichend offene und rücksichtsvolle Pflege und Hinwendung angedeihen zu lassen, damit er auf eine lebendige Weise in den Tod eintreten kann.

Hinter dieser Ethik steht natürlich eine bestimmte Auffassung vom Menschen und vom Tod. Man könnte die großen Prinzipien dieses humanistischen Ansatzes folgendermaßen charakterisieren:

Der Tod ist keine Niederlage. Er ist Teil des Lebens. Er ist ein Ereignis, das erlebt werden muß. Teilhard de Chardin sprach von einer »kraftvollen Realität«, von einer Realität, die uns aufweckt, die uns zwingt, uns unserer tiefsten Wertvorstellungen bewußt zu werden, von einer Realität, die uns einlädt, einen Sinn zu erschaffen, zu erdenken, zu suchen.

Die »Zeit des Sterbens« hat ihren Wert und muß respektiert werden, denn sie hat einen Sinn, auch wenn sich dieser Sinn unserem Begreifen entzieht. Es ist die Zeit des letzten Austauschs von Leben, es ist die Zeit, den Kreis zu schließen und sich auf den Übergang in dieses »andere Leben« vorzubereiten, egal, welche Vorstellung man sich nun davon macht – auch wenn dieses andere Leben ein vollkommenes Geheimnis bleibt.

Wer einen Menschen während dieser Zeit begleiten will, muß das Unausweichliche, das Unvermeidbare des Todes akzeptieren. Dies bedeutet, seine Begrenzungen als Mensch anzuerkennen. Egal, wieviel Liebe man dem anderen entgegenbringt, man kann nicht verhindern, daß er stirbt, wenn dies sein Schicksal ist. Genausowenig kann man ein gewisses affektives und spirituelles Leiden verhindern, denn dies ist Teil des Sterbeprozesses. Man kann nur verhindern, daß dieses

Leiden einsam und verlassen erlebt werden muß; man kann den anderen mit Menschlichkeit umgeben.

Die Erfahrung der Sterbebegleitung ist letztendlich eine Bereicherung, da sie uns menschlicher macht. Man lernt und bekommt viel von den Sterbenden, ihren Familien, den Pflegepersonen.
Die Sterbenden helfen uns nicht nur, besser zu verstehen, wie das Leben zu Ende geht, sondern auch, wie sich der ganz normale Mensch mit Mut, Humor und gesundem Menschenverstand den Weg in Richtung seines eigenen Todes bahnen kann.
Von den Familien und Pflegenden lernen wir, wie wir durch diese Prüfung, durch diese Erfahrung der Trauer menschlicher werden können. In diesen letzten Momenten kann sich eine unendliche Zärtlichkeit und Hingabe offenbaren.

Diese Spiritualität des Begleitens, die in einem offenen Humanismus wurzelt, scheint nur in gewissen Institutionen zu existieren. Worauf ist es zurückzuführen, daß sie nicht weiter verbreitet ist?

M. d. H.: Ich hatte das Glück, zehn Jahre lang mit Frauen und Männern zusammenzuarbeiten, die über die Gabe des Mitgefühls und über wahre Menschlichkeit verfügten. Aber das, was mir Kranke über die Art und Weise, wie sie anderswo behandelt wurden, erzählen, zeigt, wie wenig verbreitet diese Form von Menschlichkeit ist. Hier wird einem klar, daß der erste Schritt in Richtung spiritueller Humanismus darin be-

stehen müßte, wirklich menschlich zu sein, das heißt, sich dem anderen voller Achtung zu nähern, und zwar mit Achtung vor dem, was der andere jenseits des für uns Sichtbaren ist.
Was zählt, sind die kleinen Gesten: den Kranken willkommen heißen, ruhig in sein Zimmer treten, sich an sein Bett setzen, und seien es nur fünf Minuten, um das auftauchen zu lassen, was er zu sagen hat; ihm zuhören, ihm zu trinken geben, ihn sanft auf seinen Kopfpolstern aufrichten und so weiter. Wie oft sind wir nicht wirklich bei dem, was wir tun! Manchmal gewinnt man den Eindruck, als hätte sich im Laufe der Zeit ein gewisser Automatismus eingeschlichen, als würde sich eine Maschine mit einer anderen Maschine beschäftigen. Wenn man von einem Kranken als vom »Krebs auf Zimmer 15« oder von »Aids auf Zimmer 12« spricht, so ist dies Ausdruck einer gewissen Entpersönlichung. Man hat das Gefühl, daß man versucht, kranke, kaputte Körper zu reparieren. In Wirklichkeit handelt es sich aber um »Menschen«, die diese Reduktion ihrer Person auf ein »Objekt« in ihrem Innersten auf sehr schmerzhafte Weise erleben. Das Wichtigste ist nun, unsere eigene Menschlichkeit wiederzuerlangen.

Warum ist es offenbar so schwierig, einfach nur menschlich zu sein?

M. d. H.: Haben uns unsere Eltern und die anderen Personen, die an unserer Erziehung beteiligt waren, voller Menschlichkeit aufgenommen und behandelt? Heutzutage bemerken wir, daß die meisten Menschen nicht wirklich als Menschen auf dieser Welt empfangen wurden. Nicht einmal in ihrer Kindheit wurden sie für das respektiert, was sie sind, ganz zu schweigen von ihrem späteren Leben. Sie wurden gezwungen, sich den anderen und deren Wünschen anzupassen. Sie wurden gezwungen, etwas zu sein, was sie nicht sind. Die meisten wissen schließlich überhaupt nicht, was es heißt, als der, der man ist, akzeptiert zu werden und Bestätigung zu finden. Es ist Frans Veldman zu verdanken, daß er unsere Aufmerksamkeit auf den Mangel an »affektiver Bestätigung« gelenkt hat, der eine der Plagen unserer Welt darstellt.[1] Es geht darum, in unserem Sein, in unserer Essenz Bestätigung zu finden.

Wenn wir nicht auf diese Weise willkommen geheißen wurden, dann fällt es uns natürlich schwer, andere wirklich willkommen zu heißen. Die ganze persönliche Arbeit, die Pflegepersonen abverlangt wird, besteht darin, über ihr eigenes Erlebtes, die Art und Weise, wie sie im Leben empfangen wurden, hinauszugehen, um eine Möglichkeit des wirklichen Kontakts, der echten Aufnahme und Sicherheit in den Beziehungen zu entdecken. Es ist oft überraschend, daß manche Pfleger oder Krankenschwestern Schwierigkeiten haben, sanft und respektvoll zu sein. Meist handelt es sich dann aber um Personen, die viel durchgemacht haben, auf die aber niemand auf adäquate Weise eingegangen ist. Deshalb scheint es mir wichtiger, erst einmal zu leben, bevor wir uns in spirituelle Sphären erheben. Wir müssen uns als Mensch erleben, als Mensch in seinen Beziehungen zu anderen Menschen. Damit kann dann in einem Team experimentiert werden. Sobald die Mitglieder einer Gruppe, deren Aufgabe es ist, Sterbende zu begleiten, lernen, einander zuzuhören und ihren Gefühlen Raum zu geben – wenn also die Dimension des Aufnehmens wirklich im Team gelebt wird –, verwandelt sie sich plötzlich in eine Gruppe, die lernt, Mensch zu sein. Sie sind daher auch in der Lage, einen spirituellen Humanismus zu leben. Die Art und Weise, wie wir im Pflegealltag miteinander umgehen, bildet also den Ausgangspunkt für alles weitere.

Ist es uns schon immer so schwergefallen, im Kontakt mit einem Sterbenden echte Menschlichkeit zu leben, oder handelt es sich dabei um ein modernes Phänomen?

M. d. H.: Ich glaube, daß das eher ein modernes Phänomen darstellt, denn wir leben heute in einer Welt, in der Leistung mehr zählt als Gefühle. Wir leben in einer Welt, die das »Machen«, die Technik, also alles, was auf Leistungsfähigkeit und Rentabilität abzielt, höher bewertet, und das auf Kosten der emotionalen Seite des Lebens. Diese Haltung wirkt sich übrigens nicht nur auf die Sterbebegleitung aus. Denken wir nur daran, was sich in den ersten Augenblicken des Lebens, bei der Entbindung, abspielt. Eine Frau wird dabei von einer ungeheuren technischen Apparatur unterstützt, denn Komplikationen müssen um jeden Preis vermieden werden. Kontrolle und Beherrschung sind Werte, die uns in unserem Leben von Beginn an begleiten, und dieser Apparateeinsatz geht oft zu Lasten der emotionalen Seite. Orte, an denen man diesen Augenblicken der Geburt wirklichen Respekt entgegenbringt – was sich etwa darin ausdrückt, daß das Licht gedämpft wird und eine gewisse Intimität zwischen Vater, Mutter und Kind gewahrt bleibt –, sind äußerst rar. In einer Welt, in der alles auf Leistung aufbaut, messen nur sehr wenige Menschen den Gefühlen wirkliche Bedeutung bei.

Steht dieses Verdrängen von Gefühlen in direktem Zusammenhang mit den enormen Fortschritten in der Medizin? Hat die technische Qualität in gewissem Sinn die Herzensqualitäten ersetzt?

M. d. H.: Es besteht ein eklatanter Unterschied zwischen den technischen und wissenschaftlichen Errungenschaften einerseits und dem Pflegealltag andererseits. Die Krankenhäuser verfügen über Ausrüstungen, die dem neuesten Stand entsprechen, und profitieren von Forschungsprogrammen, aber der menschliche Faktor hat nicht mit dieser Entwicklung mithalten können. Das Krankenhaus kann nicht mehr seiner ursprünglichen Funktion gerecht werden: der Gastlichkeit. Diese Funktion wurde früher zum Großteil von religiösen Gemeinschaften wahrgenommen. Mit der Säkularisierung der Krankenpflege scheint sich das Krankenhaus entmenschlicht zu haben. Viele Pflegekräfte sind sich dieses Mankos bewußt und leiden darunter. Aufgrund ihrer Ausbildung sind sie zwar in der Lage, immer kompliziertere Apparate zu bedienen, dabei erleben sie sich aber oft als Maschinen, von denen man verlangt, daß sie andere Maschinen reparieren sollen. Wen wundert es also, daß sie sich angesichts eines leidenden Menschen machtlos fühlen? Sie sind weder für das, was eigentlich integraler Bestandteil ihrer Arbeit ist – nämlich sich des Menschen in seinem ganzen Sein anzunehmen –, ausgebildet noch sind sie darin einbezogen.

Eine junge Krankenschwester, der während ihres ersten Praktikums in einem Krankenhaus die Pflege einer Frau in ihrem Alter, die an Krebs sterben sollte, übertragen wurde, brachte ihre Gefühle auf den Punkt: »Aber ich kann doch nicht ungerührt bleiben, wenn ich das Leiden dieser Menschen sehe!« Ihr wurde ganz plötzlich die wahre Dimension ihres Berufes bewußt, und die besteht eben gerade darin, in Kontakt mit dem Leiden und manchmal auch mit dem Sterben zu sein. In diesem Moment ist ihr zu Bewußtsein gekommen, daß sie darauf gar nicht vorbereitet wurde. Man hat ihr zwar eine ganze Menge beigebracht: sie ist eine gute Technikerin, die alle Verrichtungen kompetent und präzis auszuführen vermag, aber man hat ihr nicht beigebracht, wie sie mit der Angst von Menschen, die wissen, daß sie sterben werden, umgehen soll. Man hat ihr auch nicht gezeigt, wie sie mit diesem tiefen Gefühl der Ohnmacht und des Versagens, das sie in sich fühlt, umgehen kann.

Man hat sie höchstens vor den Gefahren gewarnt, die eine auf Gefühle Rücksicht nehmende Haltung birgt, und davor, daß es schnell zu einer emotionalen Erschöpfung kommen kann, wenn man angesichts des Leidens des Kranken seinen Gefühlen zu sehr nachgibt. Man hat ihr nahegelegt, Distanz zu wahren, sich also nie zu einem Kranken auf das Bett zu setzen, ihn nie zu umarmen, sondern sich auf »technische« Gesten zu beschränken.

Kann man aber überhaupt ungerührt bleiben? Ist das aufrichtig? fragt sie sich, denn wenn sie diesen Beruf gewählt hat, dann ja auch deswegen, um mit Menschen zu sein, die leiden! Sie erkennt das Dilemma, in dem sie sich befindet, und merkt, wie einsam sie damit ist. Muß man sich wirklich zwischen beruflicher Kompetenz und Menschlichkeit entscheiden? Kann man nicht beide gleichzeitig leben?

Die Palliativpflege will aber genau das zeigen: daß man technische Kompetenz und menschliche Qualitäten sehr wohl verbinden kann. Es geht nicht darum, alle Segnungen der Technik zu verdammen, sondern sie mit echter Menschlichkeit zu verbinden. Das ist die Herausforderung, mit der sich die Palliativpflege konfrontiert sieht – und das wird die Herausforderung für die Zukunft sein.

Ist es deshalb so schwierig, Kompetenz und Qualität in der Betreuung von Sterbenden zu vereinen, weil der Tod für uns noch immer ein Tabu darstellt?

M. d. H.: Wovon spricht man eigentlich, wenn man vom Tabu des Todes spricht? Der Tod ist ständig auf unseren Fernsehschirmen präsent. Tagtäglich ist von Zerstörung und Gewalt die Rede. Aber dabei handelt es sich um einen fernen, spektakulären Tod, um den Tod anderer Menschen – in Zaïre oder in Bosnien –, um den Tod bei einem Attentat. Was diese Art des

Todes betrifft, so kennen wir kein Tabu. Das Tabu bezieht sich auf den persönlichen Tod, auf den Tod, der jeden von uns eines Tages im Herzen unseres Lebens treffen wird. Es ist der Tod unserer Angehörigen, unserer Freunde, unserer Kollegen. Dieser Tod wird verschwiegen, versteckt und oft genug seiner menschlichen Dimension beraubt. Dieser Tod ist deswegen ein privater, intimer Tod, weil er uns berührt, weil er uns in unserem tiefsten Inneren verletzt und wir angesichts dieses Todes das Bedürfnis verspüren, uns jenen Menschen zu öffnen, die wir lieben, um ihnen auf einer noch tieferen Ebene zu begegnen. Es ist ein intimer Tod, weil er uns unseren Gefühlen näher bringt. Das ist der Tod, der mit einem Tabu belegt ist.

Das Tabu des Todes ist ein Tabu, das unser Innerstes berührt, denn wenn man beginnt, der Wirklichkeit des Todes ins Auge zu schauen, dann richtet man den Blick in die Tiefen der eigenen Persönlichkeit. Und es ist diese Innerlichkeit, vor der unsere Gesellschaft flieht und die sie, so gut es geht, zu maskieren sucht. Der russische Dichter Leo Schestow schreibt: »Der Engel des Todes hat mit Augen besetzte Flügel; wenn er sich einem von uns nähert, gibt er ihm neue Augen, Augen, die von seinen Flügeln kommen und deren Blick bis jenseits des Oberflächlichen und Offensichtlichen reicht.« Eben diesen nach innen gerichteten Blick, der das Oberflächliche durchschauen kann, versucht unsere extrovertierte Gesellschaft zu verschleiern. Daher empfindet ein Mensch, der seinen Tod nahen fühlt, ein Bedürfnis nach Innerlichkeit, nach enger Gemeinschaft mit den anderen. Und die anderen, die man zu Unrecht die dem Sterbenden »Nahestehenden«

nennt – weil sie ihm nur selten wirklich nahe sind –, wissen ganz einfach nicht mehr, wie sie mit ihm kommunizieren sollen. Wie oft sind Angehörige zu mir gekommen und haben weinend diese Gefühlsblockade beschrieben: »Es ist furchtbar, ich weiß nicht, was ich ihm sagen soll…«

Sie werden sich schmerzlich bewußt, wie wenig Nähe sie eigentlich mit dem Menschen, der nun im Sterben liegt, verband, auch wenn es sich um einen sehr nahen Angehörigen handelt, um einen Bruder, einen Lebensgefährten, ein Elternteil… Die Worte, die eine emotionale Begegnung ermöglichten, all die »Ich liebe dich«, die Blicke, die ein Gefühl durchscheinen lassen könnten, sind wie gefroren. Selbst die körperliche Nähe scheint schwierig zu sein – manchmal bleiben die dem Sterbenden nahestehenden Menschen einen Meter entfernt vom Bett stehen oder wagen es nicht einmal, sein Zimmer zu betreten. Man könnte den Eindruck gewinnen, sie hätten furchtbare Angst vor dem Tod, aber genau das ist falsch! Es ist nicht der Tod, der ihnen angst macht, es ist die Nähe.

Zwei Elemente scheinen bei diesem Tabu um die Nähe, das Innere des Menschen, besonders wichtig zu sein: jenes, das die Sprache betrifft – »ich liebe dich« sagen – und jenes, das den Kontakt betrifft – den anderen berühren. Welches ist schwieriger zu überwinden?

M. d. H.: Ich glaube, daß beide nicht voneinander zu trennen sind. Ich glaube, daß die Geste nach dem Wort verlangt und umgekehrt.

Jean-Yves Leloup: Das ist die eigentliche Definition des Begriffs »Sakrament«: eine Geste, die von einem Wort begleitet wird.

M. d. H.: Oft verspürt der Sterbende das dringende Bedürfnis nach einem derartigen Kontakt, aber er schafft es nicht, darum zu bitten. Oft artikuliert er dieses Bedürfnis auf eine Art und Weise, die nicht immer leicht zu entschlüsseln ist: Er bittet, daß man ihn im Bett umdreht, daß man ihn umbettet oder ihm zu trinken gibt. Hinter diesem vordergründigen Bedürfnis steht aber der tiefe Wunsch, einem geliebten Menschen ganz nahe zu sein. Unglücklicherweise delegieren die Angehörigen diese Aufgabe oft an das Pflegepersonal, da sie nicht erkennen, daß dies eine Gelegenheit wäre, diesen Menschen, der bald nicht mehr dasein wird, in die Arme zu nehmen und ihm durch diese Geste und die Worte, die die Geste begleiten, die Zuneigung spüren zu lassen, die man für ihn empfindet.

Müßte nicht die gesamte Erziehung überdacht werden, wenn wir das Tabu, das diese Nähe und Intimität umgibt, überwinden wollen?

M. d. H.: Wahrscheinlich. Und ich möchte bei dieser Gelegenheit darauf hinweisen, wieviel wir von den Sterbenden selbst lernen können, denn sie machen uns wieder bewußt, was letztlich im Leben zählt. Viele Menschen sagen, sie hätten sich anderen gegenüber erst wieder öffnen können, nachdem sie einen Angehörigen bis zum Tod begleitet hatten. »Sie lassen uns großzügiger und menschlicher werden«, sagt Cecily Saunders, die Pionierin der Sterbebegleitung, und das stimmt wirklich.

J.-Y. L.: In unserer Welt sind das Leiden und der Tod individuelle Angelegenheiten geworden – individuelle Angelegenheiten, wohlgemerkt, die den einzelnen betreffen. Wir leben in der anthropologischen Grundannahme, daß das Leiden eine derart individuelle Angelegenheit geworden ist, daß es keinen Bezug mehr zur Familie, zur Gesellschaft, in der wir leben, hat. Man muß daher zwei Aspekte unterscheiden: den individuellen, den einzelnen betreffenden, und den, der die Beziehung zwischen Menschen betrifft.
In gewissen Kulturen ist die ganze Familie krank, wenn ein Familienmitglied krank ist. Dies war zum Beispiel früher auch in den traditionellen Gesellschaften des Westens der Fall. Aus diesem Grund hatte man so großen Respekt vor jenen Menschen, die man Verrückte nannte: Sie brachten auf körperlicher Ebene die Probleme, die in Wirklichkeit die Probleme der gesamten Gesellschaft waren, zum Ausdruck.
Unglücklicherweise ist heute jeder von uns sehr allein in seinem Krankenhausbett, denn seit damals hat eine Evolution, eine Transformation stattgefunden: die des Individualismus.

M. d. H.: Eine jener Leidenserfahrungen, die im letzten Lebensabschnitt gemacht werden, ist die der Einsamkeit, in der jeder in sich selbst eingeschlossen ist. Es heißt oft, daß das Ende des Lebens eine Gelegenheit bietet, die Familie um den Sterbenden zu versammeln, und dies kann tatsächlich eine Gelegenheit sein, einen Ausweg aus der Einsamkeit zu finden. Deswegen ist es so wichtig, den Austausch und die Kommunikation zwischen dem Kranken und seiner Familie zu erleichtern. In Wirklichkeit begleitet man nicht nur einen Menschen, sondern einen Menschen *und* seine Umgebung, seine Familie, seine Freunde, denn ein solches Ereignis verwandelt alle Beteiligten, nicht nur den Menschen, der sterben wird.

J.-Y. L. – Dies setzt natürlich voraus, daß die Familie oder die Freunde das Recht haben, dabeizusein…

M. d. H.: Ja, man muß der Familie einen Platz zugestehen, einen geographischen Ort (sie muß zu jeder beliebigen Stunde kommen können, es muß Räume auf der Station geben, wo die Angehörigen einander treffen können), aber man muß auch einen psychischen Raum schaffen, man muß die Angehörigen mit ihren Ängsten und Fragen aufnehmen. Man begleitet also in Wirklichkeit die Einheit Kranker/Familie.

Die Möglichkeiten zur Einbeziehung von Angehörigen, wie sie auf Palliativstationen vorhanden sind, findet man leider bei weitem nicht auf allen Stationen – wo aber die Mehrzahl der Menschen stirbt. Was kann man gegen dieses Mißverhältnis tun?

M. d. H.: Das Problem eines Krankenhauses besteht darin, daß man den Familien nicht den ihnen gebührenden Raum zugesteht. In den meisten Fällen las-

sen die Hausordnungen die Anwesenheit der Familienmitglieder, die aber für den Prozeß der Begleitung so wichtig ist, gar nicht zu. Gewisse Krankenhäuser haben begonnen, sich mit dem Problem der Einbeziehung der Angehörigen auseinanderzusetzen. Es wächst zwar sowohl seitens der Krankenhausteams als auch seitens der Institutionen die Bereitschaft, die Familien stärker zu berücksichtigen und dafür zu sorgen, daß sie ihren Platz haben. Genauso wichtig ist es aber, daß sich die Familie ihren Platz »nimmt«. In diesem Bereich ist zwar eine Entwicklung in Gang gekommen, sie braucht aber bestimmt noch eine gewisse Zeit.
Jede Familie muß es wagen, sich den ihr gebührenden Platz zu nehmen. Das wird um so leichter, je mehr sich das den Tod umgebende Tabu auflöst, je besser der Tod ins Leben integriert ist und je leichter uns es fällt, über den Tod zu sprechen. Aber es wird auch weiterhin sehr wichtig sein, daß die Familien ihre Rolle nicht auf die Institutionen abwälzen. Früher waren es die Gemeinschaften, die Familien, die die Begleitung übernahmen. Es geht also darum, diesen Raum wieder zurückzuerobern.
Wie kann das gelingen?... Es gibt klarerweise kein Rezept, denn wie ich bereits gesagt habe, handelt es sich um eine Frage, die die Entwicklung der gesamten Gesellschaft betrifft und nicht nur die im Gesundheitsbereich Tätigen. Wir dürfen nicht glauben, daß das Problem dadurch gelöst werden kann, daß wir einige Spezialisten ausbilden oder irgendwelche spezielle Einrichtungen schaffen. Das würde so lange nichts verändern, solange sich nicht gleichzeitig die ganze Gesellschaft verändert und sich nicht jeder einzelne

persönlich betroffen fühlt, wenn ein Angehöriger im Sterben liegt.

Wenn man bedenkt, wie sehr manche Familien in ihrer Angst gefangen sind, reicht es dann, die Strukturen dahingehend zu modifizieren, daß die Familien ermuntert werden, sich ihren Platz zurückzuerobern?

M. d. H.: Es geht in erster Linie darum, eine Politik zu forcieren, die die Familien in die Institutionen einbezieht oder sie auch dann unterstützt, wenn sie sich dafür entscheiden, den Kranken zu Hause zu pflegen, denn die Angehörigen eines Sterbenden sehen sich einer schwierigen Aufgabe gegenüber: Sie müssen einerseits mit ihrem Kummer fertig werden, einen geliebten Menschen zu verlieren, und die Trauerfeierlichkeiten vorbereiten und andererseits einen Menschen während seiner letzten Lebensphase begleiten. Letzten Endes können sie dieser Aufgabe, den anderen zu begleiten, nur dann gewachsen sein, wenn sie selbst begleitet werden. Die Aufgabe eines Pflegeteams besteht also genau darin, diese Familien zu betreuen und es ihnen zu ermöglichen, ihre Ängste zu überwinden und beim Sterbenden zu bleiben. Nichtsdestotrotz stimmt es, daß dies heute nur in den seltensten Fällen möglich ist. In den nächsten Jahren wird man in erster Linie die Ausbildung des Pflegepersonals verbessern müssen, damit es eher in der Lage ist, zuzuhören und die Familien wirklich zu unterstützen. In einem nächsten Schritt müssen die Einrichtungen für ehrenamtliche Mitarbeiter geöffnet werden – denn es ist auch die Aufgabe von ehrenamtlichen Helfern, die Familien zu unterstützen und ihnen in schwierigen Momenten beizustehen. Schließlich müßten die starren Regeln, die in einem Krankenhaus gelten, gelockert werden.

Die Familien zu akzeptieren ist eine Notwendigkeit, ja, es ist im Grunde eine Geste der Demut seitens der Ärzte und Krankenschwestern. Sie müssen anerkennen, daß die Zeit vor dem Tod nicht medizinisches Handeln erfordert, sondern einen der Übergänge im Leben darstellt – so wie auch die Geburt einen Übergang darstellt. Es ist nicht einsichtig, daß ein Mensch diesen privilegierten und immens wichtigen Augenblick nicht in seiner ganzen Dimension erleben kann, nur weil er sein Leben in einem Krankenhaus beendet. Diese Phase muß also von der gesamten Umgebung des Kranken erlebt und begleitet werden.

Aus diesem Grund ist es so wichtig, daß das Pflegepersonal dies von innen her versteht. Konkret gesprochen heißt das, daß sich die Pfleger im Hintergrund halten und sie ihr Verhältnis zur Familie nicht auf Macht aufbauen. Ihre Aufgabe besteht in erster Linie darin, zuzuhören und einfach da zu sein. Leider sprechen wir hier Eigenschaften an, die in den meisten Fällen nicht gefördert werden.

Eines muß uns dabei ganz klar sein: Damit eine Familie in der Begleitung eines Sterbenden wirklich den ihr zustehenden Platz einnehmen kann – und diesen Platz wenn nötig auch von einem negativ eingestellten Personal einfordern kann –, muß sich der Blick auf den Tod verändern, und dieses Problem ist aufs engste mit dem Verlust spiritueller Werte verbunden.

Das, was uns angst macht am Tod, das sind die Fragen, die der Tod aufwirft, denn diese Fragen beziehen sich direkt auf den Sinn des Lebens: Gibt es ein Jenseits? Woher kommen wir? Wohin gehen wir? Indem wir es vermeiden, vom Tod zu sprechen, gehen wir diesen Fragen aus dem Weg. Aber es sind gerade diese Fragen, die einen Menschen ausmachen. Wenn wir mit dem Tod konfrontiert werden, sind wir gezwungen, über den Sinn des Lebens, über unsere tiefsten Werte nachzudenken, auch wenn die Welt, in der wir leben, diese Fragen zu vermeiden trachtet. In letzter Zeit beginnen sich die Dinge zu wandeln; es ist zum Beispiel ein Wiedererwachen des Interesses für Philosophie zu bemerken... Auf die Frage »Was tun?« kann ich aber trotz allem nur antworten, daß es jetzt darum geht, diese Bewegung, die bereits in Gang gekommen ist, auszuweiten und zu verstärken.

Ist die Angst, die der Tod auslöst, vielleicht auf die Unmöglichkeit, in bestimmten Dingen einen Sinn zu erkennen, zurückzuführen? Ist es möglich – und notwendig –, im Tod oder, konkreter gesagt, im Verlust des geliebten Menschen einen Sinn zu sehen?

M.d.H.: Ich glaube, daß es eher darum geht, der Zeit, die noch zu leben bleibt, einen Sinn zu verleihen. Die Menschen stellen sich übrigens viel öfter die Frage, wie sie ihrem Leben einen Sinn geben können; die Frage, wie sie ihrem Tod Sinn verleihen könnten, ist viel weniger wichtig. Diese Frage kann sich auf die Vergangenheit beziehen: »Was habe ich aus meinem

Leben gemacht?« In einem solchen Fall handelt es sich um eine Neuinterpretation des eigenen Lebens, mit all seinen Glücksmomenten, seiner Verzweiflung, Scham und so weiter. Aber diese Frage bezieht sich auch auf die Zeit, die noch zu leben bleibt. Wenn ein Mensch fühlt, daß er bald sterben wird, fragt er sich unausweichlich, welchen Sinn denn die Wochen oder Monate, die ihm noch bleiben, haben könnten. Heute sind viele der Meinung, daß diese verbleibende Zeit – in der »es nichts mehr zu tun gibt« – keinen Wert habe. Man hört immer wieder: »Wenn wir ohnehin nichts mehr tun können, warum können wir diese Phase dann nicht verkürzen?« Ich sehe die Dinge anders. Ich glaube nicht, daß es nur deswegen, weil der Tod so nahe ist, nichts mehr zu leben gibt. Die Erfahrungen und Beobachtungen, die ich im Zuge einiger Sterbebegleitungen gemacht habe, haben mich in meiner Überzeugung bestärkt, daß die Zeit des Sterbens eine Zeit ist, die ihren eigenen Wert hat; es ist eine Zeit, in der eine Verwandlung möglich ist.

Sobald ein Mensch ahnt, daß er bald sterben wird, läßt er sich mehr oder weniger bewußt auf eine innere Arbeit ein, die von einem einfachen Ordnen rein materieller Angelegenheiten bis hin zu einem Ordnen von Beziehungen geht – vielleicht sieht er jemanden wieder, mit dem er zerstritten ist, vielleicht bittet er den Menschen, dem er weh getan hat, um Verzeihung. Man spürt, daß Menschen, die sterben werden, das Bedürfnis haben, bis ans Ende ihrer selbst zu gehen. Es gibt da diesen schönen Ausdruck von Michel de M'uzan, der von einer Art von »Geburt« seiner selbst spricht, die in dieser inneren Arbeit stattfindet, die »wie ein

Versuch ist, sich vollständig auf die Welt zu bringen, bevor man verschwindet«.
Konkret bedeutet das, daß manche Menschen, die spüren, daß ihnen nur mehr wenig Zeit zur Verfügung steht, ihr Tempo erhöhen. Freilich bleibt immer irgend etwas unvollendet. Der Mensch, der bettlägerig ist, kann natürlich nicht all das verwirklichen, was er gern verwirklichen würde. Aber er wird immerhin versuchen, das, was er nicht leben konnte, mittels einer Geste, eines Wortes oder eines Blickes zu symbolisieren und diesem unerfüllt gebliebenen Wunsch auf diese Weise Ausdruck zu verschaffen. Ich bin etwa aggressiven, boshaften Menschen begegnet, die am Ende ihres Lebens sanft und voll des Wohlwollens und der Güte werden, ja, oft schaffen sie es sogar, ihnen nahestehenden Menschen zu sagen, daß sie sie lieben – was sie vorher sicher nie getan hatten.
Dies ist eine solche Symbolisierung. Durch eine solche Geste, ein solches Wort wollen sie in gewisser Weise diesen ganzen Wunsch nach Liebe »einfangen«, der in ihnen war und den sie nicht früher verwirklichen und manifestieren konnten oder wollten. Aber diese Symbolisierung durch eine Geste, ein Wort oder einen Blick ist manchmal so subtil, so fein, daß man sie gar nicht wahrnimmt. Dann beurteilt man das, was geschieht, pessimistisch und negativ.
Ich frage mich oft, ob man nicht den anderen, den, der sterben wird, in eine derart negative, absurde Sicht seiner Situation einsperrt, daß er sich aus dieser unserer Sicht der Dinge gar nicht mehr befreien kann. Er müßte dann eine wirklich außergewöhnlich starke Persönlichkeit besitzen, um sich darüber hinwegsetzen

zu können und dem, was geschieht, einen Sinn zu verleihen.
Meist erdrücken die Angehörigen den Sterbenden geradezu mit ihrer Haltung, so daß er keinen Raum hat, wahrzunehmen, welche Antwort seine innere Stimme auf diese Frage nach dem Sinn gibt. Dieser Sinn ist das Geheimnis eines jeden einzelnen; es existiert für jeden von uns ein besonderer Sinn, und es obliegt uns, diesen besonderen Sinn zu finden. Genauso wie man sich aber nach innen wenden können muß, um diesen Sinn zu finden, muß man auch spüren können, daß die anderen bereit sind, diesen Sinn zu empfangen und sein Zeuge zu sein. Deshalb glaube ich, daß wir sehr genau darauf achten müssen, mit welchem Blick wir die Lebenszeit, die dem Sterbenden noch verbleibt, und den Raum, den wir ihm lassen, betrachten, damit etwas hervortreten kann.

Wenn wir unser Verhalten angesichts des Todes verändern wollen, müssen wir dann nicht vor allem die Sicht, die wir von dieser »Zeit des Sterbens« haben, transformieren, und gar nicht so sehr unsere Sicht des Phänomens Tod an sich?

M. d. H.: Die Art und Weise, wie wir den Tod sehen, hat ihre Bedeutung. Es stimmt, daß es schwierig ist, der Zeit, die noch zu leben bleibt, etwas Positives abzugewinnen, wenn wir überzeugt sind, daß der Tod das Ende von allem bedeutet und uns keine Möglichkeit bleibt, das Geheimnis dahinter zu ergründen. Die Menschen, die so denken, sind aber in der Minderzahl.

Die meisten haben keine fertige Antwort auf diese Fragen, und auch jene Menschen, die sagen, sie würden an nichts glauben, geben zu, daß sie nicht alles wissen, nicht alles sehen, nicht alles verstehen ... Es bleibt also immer eine gewisse Offenheit für etwas, das über uns hinausgeht. In diesem Zusammenhang muß ich an einen Kranken denken, der mir einmal gesagt hat: »Ich glaube an nichts, aber ich bin neugierig, wie das Ganze weitergehen wird ...«

4.

Jenseits von Lüge und Wahrheit – Was sagt man einem Sterbenden?

Obwohl wir bereits als kleine Kinder lernen, daß man nicht lügen soll, werden Lügen nicht nur legitimiert, sondern geradezu empfohlen, wenn es um Themen wie Krankheit oder Tod geht.
Ist es bei der Begleitung von Sterbenden gerechtfertigt zu lügen? Soll man – oder kann man überhaupt – die Wahrheit sagen?

Jean-Yves Leloup: Diese Frage konfrontiert uns einmal mehr mit unserer anthropologischen Grundannahme: Wenn wir glauben, das menschliche Wesen verfüge nur über dieses eine Leben, dann muß es tatsächlich so weit wie möglich verlängert werden, und es muß dafür gesorgt werden, daß die noch verbleibende Zeit unter den bestmöglichen Umständen gelebt werden kann. Für Voltaire zum Beispiel hieße, einem Sterbenden zu sagen, daß er sterben wird, ihm das Leben zu vergiften; es hieße, das Ende seines Lebens zu beschleunigen. Man muß ihm um jeden Preis die Wahrheit vorenthalten und ihm angenehme Lügen erzählen. Wenn man diese Haltung einnimmt, vergißt man, daß der Körper eines Menschen, der die letzte Phase seines Lebens durchläuft, genau weiß, daß er sterben wird. Wenn wir ihm die Wahrheit vorenthalten, dann würde ihn dies in eine

Situation versetzen, die der eines autistischen Kindes ähnelt (die allen Psychiatern wohlbekannt ist): die der »Doppelbotschaft«. Man sagt dem Betreffenden etwas voraus, während ihm aber sein eigener Körper das Gegenteil entgegenschreit. Aus diesem Zusammenprallen zweier einander widersprechender Botschaften entsteht eine große Verwirrung.

Sterbende durchlaufen unter Umständen etliche delirante Phasen, für die manchmal wir, die Begleiter, verantwortlich sind: nämlich dann, wenn wir ihnen nicht die Wahrheit sagen, wogegen ihr Körper sehr wohl weiß, wie es um sie steht.

Die Frage lautet also nicht, ob wir die Wahrheit sagen sollen oder nicht, denn wir haben gar nicht die Wahl zwischen Wahrheit und Lüge. Lügen tut *immer* weh – gleich, ob wir einem Sterbenden gegenüber lügen oder in alltäglichen Situationen lügen –, aber im speziellen Fall eines Sterbenden kann eine Lüge die Schwierigkeiten, in denen er sich ohnehin schon befindet, noch vergrößern. In Wirklichkeit geht es also darum, herauszufinden, »wie« wir die Wahrheit sagen können, ohne den Kranken auf seine Symptome, seine Krankheit, auf sein Todgeweihtsein zu reduzieren.

Eine Wahrheit, die dem anderen auf brutale Weise präsentiert wird, ist allerdings wirklich schlimmer als eine Lüge. Der Arzt muß also den Mut aufbringen – und das ist normalerweise Teil seines Berufs –, zu sagen, »was Sache ist«, ohne dem Betreffenden jeden Ausweg aus diesem bevorstehenden Tod zu versperren, denn er selbst ist nicht Herr über Leben und Tod. Jedenfalls hat er nicht das Recht zu verheimlichen, was ihm seine Apparate über die Krankheit sagen, denn sonst würde der Kranke eine tröstende Lüge erfahren. Und auch wenn der Kranke auf bewußter Ebene diese Lüge unterstützte, auf unbewußter Ebene würde ihm sein Körper jene Botschaft vermitteln, die ihm der Arzt verschweigt.

Wenn also das Verschweigen der Wahrheit von der ethischen Warte aus bedenklich ist, bleibt immer noch die Frage: Wie sage ich die Wahrheit?

Hier sind der Tonfall, die Gesten der Hände, der Blick von Bedeutung, all diese Haltungen, die dem Kranken einen Weg aus dem allzu Reduzierenden der Diagnose bieten. Der Arzt ist da, um den Kranken daran zu erinnern, daß er nicht »nur« seine Krankheit ist. Er kann den Sterbenden auch daran erinnern, daß er nicht nur sterblich ist. Aber dies setzt seinerseits voraus, daß er jene ganzheitliche Sicht des Menschen vertritt, die wir am Beginn angesprochen haben.

Ist es nicht manchmal der Kranke selbst, der unbewußt belogen werden will?

J.-Y. L.: Unbewußt und bewußt – so wie er es sein ganzes Leben lang getan hat. Wir bitten unsere Mitmenschen die ganze Zeit darum, uns anzulügen – um uns zu beruhigen, um uns geliebt und liebenswert zu fühlen. Im Grunde will der Kranke ja, daß wir ihm sagen, daß er nicht sterben wird, und zwar auch dann, wenn sein ganzer Körper weiß, daß das Ende unausweichlich ist.

Manchmal also will wirklich der Kranke selbst, daß wir ihn belügen, aber irgendwann kommt die Stunde, in der sein Körper und sein ganzes Wesen nicht mehr lügen können. Es wäre wirklich schade, wenn das Ende des Lebens das Ende einer gewaltigen Lüge wäre. Der Tod wäre in diesem Fall nicht nur das »Ende einer Illusion«, wie die Buddhisten sagen, sondern auch das Ende einer Lüge.

Der Glaube an die Dauerhaftigkeit der Dinge ist eine Form der Lüge. Können wir davon ausgehen, daß wir für immer schön und intelligent sein werden? Daß wir für immer leben werden? Das Nahen des Todes kann tatsächlich die Gelegenheit sein, endlich unsere eigene Sterblichkeit, die uns von Anfang an begleitet hat, zu entdecken. Darin liegt eine große, ganz einfache Wahrheit, die uns, wenn wir sie tatsächlich leben, vollkommen frei machen kann – frei von unserer Schönheit, die nicht mehr existiert, frei von unserem Gedächtnis, das nicht immer existiert, frei von unserer Intelligenz, die nicht mehr existiert und auch frei von unserem Leben, das bald auch nicht mehr existieren wird. Denn der, der sich in seiner Sterblichkeit zu akzeptieren vermag, ist größer als der Tod.

Ist es nicht auch für den Pflegenden in seiner konkreten Arbeit immens schwierig, einem Sterbenden die Wahrheit zu sagen?

Marie de Hennezel: Die Menschen, die sterben werden, sind oft sehr einsam, denn damit sie eine emotionale Beziehung zu ihren Angehörigen und jenen, die sie pflegen, aufrechterhalten können, bedarf es einer Atmosphäre der Wahrheit, der Authentizität, und daran mangelt es nur allzuoft. Die Angst, die mit der Trennung verbunden ist, die alle vorausahnen, vergiftet oft die Atmosphäre und beeinträchtigt die Qualität des Austauschs und der Kommunikation. Es fällt uns schwer, Worte für etwas zu finden, das weh tut. Die Worte und Gesten, mit denen wir uns vom anderen verabschieden und ihm die Erlaubnis zu gehen geben, mit denen wir uns der Zukunft derer, die zurückbleiben, versichern, sind wie eingefroren und gefangen in jenen Tabus, die wir schon weiter oben angesprochen haben.

Und tatsächlich empfinden das Pflegepersonal und die Angehörigen angesichts des Todes eines anderen Menschen enorme Schuldgefühle. Sie befürchten, der Sterbende könnte, wenn man die Frage des Todes mit ihm anschneidet, den Eindruck haben, daß man ihn aufgibt und im Stich läßt. Die Verschwörung des Schweigens, die durch dieses Verhalten zustande kommt, führt auf seiten aller Beteiligten zu großem Leid und verhindert jede echte, tiefe Kommunikation. Oft ist diese Koalition des Schweigens mitverantwortlich für eine Verschlimmerung der Schmerzen oder die Ursache von Zuständen geistigen Verwirrtseins. Bei den Pflegekräften und den Angehörigen ruft sie ein Unwohlsein hervor, das ans Unerträgliche grenzen kann und unweigerlich zu einem Fluchtverhalten führt.

Es ist nicht leicht, diese Verschwörung zu durchbrechen, weil sie in gewissem Sinne eine Spirale des Überbeschützens in Gang setzt: Der Sterbende schützt die Seinen, deren Angst er auf sehr feine Weise wahrnimmt, die Umgebung schützt den Sterbenden, dessen Fähigkeit, der Situation ins Gesicht zu sehen, unterschätzt wird.

Das Problem beschränkt sich natürlich nicht bloß darauf, dem Kranken eine Diagnose oder Prognose mitzuteilen. Es handelt sich um ein Kommunikations- und Beziehungsproblem. Elisabeth Kübler-Ross geht davon aus, daß der Sterbende immer weiß: Sein Körper weiß, sein Unbewußtes weiß – ganz abgesehen davon, daß er alles, was um ihn herum vor sich geht, spürt und wahrnimmt: die Blicke, die Gesprächsfetzen, das verlegene Schweigen.

Es geht also gar nicht so sehr darum, ob man die Wahrheit sagen soll oder nicht, sondern wie man dieses Wissen mit dem anderen teilen kann, wie man ihm ermöglichen kann, uns zu sagen, was er weiß, und das mit uns zu teilen, was er empfindet. Viel zu oft verdammt man den Sterbenden genau dann zum Schweigen, wenn er uns zu verstehen gibt, daß er sich der Verschlechterung seines Zustandes sehr wohl bewußt ist. Die Frage ist, ob wir es ertragen, mit ihm über seinen Tod zu sprechen.

Ein von Schmerzen geplagter, stummer Kranker, der mit geschlossenen Augen und einem verschlossenen Gesicht in seinem Bett liegt und jeden Kontakt vermeidet, will uns damit nicht unbedingt zu verstehen geben, daß er sich weigert, von seinem Tod zu sprechen.

Vielleicht will er uns sagen, daß er bereits das Risiko eines Dialogs eingegangen ist und in den Blicken der anderen nichts als Angst gesehen hat! Vielleicht sagt er uns ganz einfach, daß er sich einsam fühlt!

Wir müssen es zwar absolut respektieren, wenn ein Mensch sich weigert, mit uns zu sprechen, aber wir sollten ihm trotzdem unsere Bereitschaft bekunden, ihm in seiner Angst und seiner Frage zu begegnen, und zwar in dem Augenblick, in dem er es wünscht, und auf der Ebene, die er bestimmt.

Wir müssen ihn also fühlen lassen, daß wir nicht davonlaufen. Man weiß, daß eine gewisse Bereitschaft, eine bestimmte Art und Weise, sich ans Bett des Patienten zu setzen und ihm still zuzuhören, Zeichen sind, die Bereitschaft signalisieren, sich mit ihm diesen schmerzhaften Fragen zu stellen. Es kommt nicht selten vor, daß der Betreffende von sich selbst sagt, »ich werde sterben« – eine Aussage, die wir zur Kenntnis nehmen müssen. Gleichzeitig müssen wir ihm aber auch versichern, daß wir ihn nicht allein lassen werden.

Die Frage der Wahrheit verlangt also von uns, daß wir alle Kräfte der Liebe in unserem tiefsten Inneren mobilisieren, um zu verstehen und zu erfühlen, welche Antwort der Sterbende von uns erwartet. Diese Frage muß ihre Lösung in einer Begegnung in Liebe finden. Es existiert also kein Rezept, kein Trick, vielleicht gibt es aber einige Prinzipien: Wir müssen wissen, daß die Wahrheit eines Sterbenden paradox ist. Man kann spüren, daß man sterben wird, und überhaupt nicht daran glauben, sondern eine gewisse Hoffnung bewahren.

Der gesamte Prozeß des Sterbens ist übrigens von einer ständig präsenten Hoffnung getragen, die die unterschiedlichsten Formen annehmen kann: Hoffnung auf Heilung, Hoffnung auf ein Wunder, die sich

zum Schluß meist in die Hoffnung auf eine kleine Verlängerung des Lebens verwandelt.
Manche Menschen sprechen einige Tage vor ihrem Tod mit einer Klarheit darüber, die keinen Zweifel aufkommen läßt, daß sie sich ihres bevorstehenden Todes voll bewußt sind. Es kann jedoch vorkommen, daß sie noch im gleichen Gespräch oder einige Stunden später Zukunftspläne schmieden, als wäre ihnen ewiges Leben beschieden, oder daß sie uns mitteilen, daß sie sich besser fühlen und wieder Hoffnung schöpfen.

Handelt es sich dabei um ein Leugnen des Todes?

M. d. H.: Ich glaube viel eher, daß der Mensch dadurch die paradoxe Natur seiner Erfahrung mitteilen will. Freud macht dafür eine Spaltung des Ich, die Entwicklung zweier widersprüchlicher Gedankenstränge verantwortlich, die nebeneinander bestehen, aber keine Verbindung untereinander haben. Die eine Seite sagt: »Ich weiß, daß ich sterben werde«, die andere sagt: »Der Tod existiert nicht.« Dieser zweite Gedankengang wurzelt nach Freud im Unbewußten, für das der Tod nicht vorstellbar ist. Dies hilft uns zu verstehen, daß ein Mensch auf der Schwelle zum Tod gleichzeitig vollkommen klar denken, sein Testament diktieren oder seinen Besitz aufteilen und trotzdem weiter hoffen kann.

Ist es richtig, den Sterbenden in einer derartigen Zweideutigkeit zu lassen?

M. d. H.: Dieser Funktionsmodus muß respektiert werden, weil er bis zum Schluß für eine gewisse Lebendigkeit sorgt. Begleiten bedeutet, sich so gut es geht dem anzupassen, was der Sterbende erlebt, und ihn bis zum Ende zu unterstützen, und zwar auf der Ebene, die er selbst gewählt hat.

Es geht also nicht darum zu lügen, sondern mit ihm die Hoffnung zu teilen, daß irgend etwas Unvorhergesehenes eintritt, eine plötzliche Entspannung, eine Remission... Man darf nicht vergessen, daß die Zeit, die dem Kranken noch zu leben bleibt, allein ihm gehört. Man weiß, daß manche Menschen, die sich selbst einen Zeitpunkt setzen, den sie erleben wollen, sämtliche medizinischen Prognosen bei weitem überleben. Und das Geheimnis des Körpers bleibt gewahrt!

Wir müssen also zwei Klippen umschiffen: Erstens dürfen wir nicht unsere eigene Hoffnungslosigkeit kommunizieren, wenn der andere noch Hoffnung braucht, um zu leben, und zweitens dürfen wir uns nicht an die Hoffnung klammern, wenn der andere uns signalisiert, daß er bereits jede Hoffnung aufgegeben hat.

Im ersten Fall äußert sich die Hoffnungslosigkeit der Umgebung oft als Flucht oder Aufgeben. Doch für den Sterbenden ist es wichtig, daß er bis zum Schluß als lebendiger Mensch betrachtet wird.

Im zweiten Fall entgeht einem die Nähe der letzten Augenblicke, denn in dem Moment, in dem ein Ster-

bender keine Hoffnung mehr hat und spürt, daß sein Tod unmittelbar bevorsteht, braucht er nichts mehr als Ruhe und eine stille, vielleicht im Gebet versunkene Anwesenheit, die ihn nicht bindet oder zurückhält und ihm die Freiheit läßt zu gehen.
Wenn die Haltung und die Worte jener Menschen, die den Sterbenden begleiten, nicht in Widerspruch zu dem stehen, was der Sterbende weiß oder ahnt, dann verschafft ihm das Erleichterung und hilft, einen Zusammenbruch zu vermeiden. Ich habe dies mehrmals in meinem letzten Buch *Dem Tod begegnen* beschrieben.

Kann diese »Verschwörung des Schweigens« durchbrochen werden?

M. d. H.: Es ist nicht immer möglich, sie zu durchbrechen, und manche Menschen sterben, ohne die Gelegenheit gehabt zu haben, ihre Gefühle mit den ihnen Nahestehenden zu teilen. Es ist gut möglich, daß das Koma, das manchmal dem Tod vorausgeht, in gewissem Sinn ein letzter Ausweg aus dem emotionalen Leiden ist, das durch diese Unmöglichkeit, mit den Seinen zu kommunizieren, hervorgerufen wird. Eine Art Zuflucht. Das Leben ist zwar noch immer da, aber der Betreffende scheint sich in die untersten Schichten seines Seins zurückgezogen zu haben. Dieses Koma scheint wie eine Phase des Wachens, des Wartens zu sein. Vielleicht ist es eine Art, der Umgebung Zeit zu geben, sich vorzubereiten, den Abschied zu akzeptieren, vielleicht ist es ein Warten auf ein Abschiedswort, auf die Erlaubnis, sterben zu dürfen, oder auf eine allerletzte Umarmung, die es dem Sterbenden leichter macht, seinen Körper loszulassen und zu sterben.

5.

Ängste und Schuldgefühle im Alltag der Sterbebegleitung

Wovor hat man an der Schwelle des Todes Angst?

Marie de Hennezel: Die zwei großen Ängste, von denen immer wieder berichtet wird, sind die Angst vor dem körperlichen Schmerz – sowohl in der Zeit vor dem Tod als auch im Augenblick des Todes – sowie die Angst vor der Einsamkeit und dem Alleingelassenwerden. Das ist der Grund, warum es in der Palliativpflege in erster Linie darum geht, die körperlichen Schmerzen zu lindern und sicherzustellen, daß jemand beim Sterbenden ist. Aber zu diesen beiden größten Ängsten kommt noch eine ganze Reihe anderer Ängste dazu, etwa die Angst vor der Trennung von geliebten Menschen – was wird aus ihnen werden? –, die Angst vor diesem Bruch in der Kommunikation, aber auch die Angst, seinem eigenen körperlichen und vielleicht auch geistigen Verfall zuschauen zu müssen, und die Angst, ein gewisses Bild von sich selbst, mit dem man sich identifiziert hat, aufgeben zu müssen. Und die Angst, die Kontrolle über die Dinge zu verlieren, von anderen abhängig zu werden, seine Autonomie zu verlieren. Sterben bedeutet, all das zu verlieren, und manche Menschen haben mehr Angst vor diesen Verlusten als vor dem eigentlichen Todeserlebnis.

Jean-Yves Leloup: Denn um diese Verluste durchleben zu können, muß man merken, daß man unabhängig von diesen Funktionen oder Bildern, mit denen man sich sein ganzes Leben lang identifiziert hat, geliebt wird. Und oft fehlt dieses Vertrauen in die Liebe. Die Angst vor dem Tod wurzelt also in der Angst, zu lieben und sich lieben zu lassen – eine narzißtische Schwachstelle, würden die Psychoanalytiker sagen. Am Ursprung dieser Emotion, die die Angst darstellt, liegt tatsächlich eine Erinnerung, eine archaische Erinnerung. Manchmal ist unsere Angst vor dem Tod mit schmerzhaften Erfahrungen verbunden: Wir haben jemandem vertraut, wir haben geglaubt, daß er uns lieben würde oder daß wir ihn lieben würden, und wir sind in dieser Bewegung des Gebens, des Hingebens, getäuscht worden. Von diesem Moment an sind wir nicht mehr in der Lage zu vertrauen und uns hinzugeben, weil die Erfahrung, die in uns geblieben ist, uns glauben macht, wir seien nicht willkommen. Ich verstehe den heiligen Johannes vollkommen, wenn er sagt, das Gegenteil der Liebe sei nicht der Haß, sondern die Angst. Die wahrhafte Liebe vertreibt die Angst,[1] sie erlöst uns von der Angst.

Wir tragen eine ganze Reihe von Ängsten mit uns herum, die sich in unserer Psyche verwurzeln und eine spirituelle oder religiöse Dimension annehmen können, was die Sache auch nicht immer leichter macht. Genau auf dieser Ebene können sich auch Schuldgefühle entwickeln. So wie die Angst zu leiden Ursache des Leidens sein kann, so kann die Angst auch das Gefühl hervorrufen, schuld an der eigenen Krankheit, »verantwortlich« für die Krankheit zu sein.

Nach der Ursache zu suchen bedeutet in vielen Fällen, den Schuldigen zu suchen... Und man kann nicht leugnen, daß heutzutage gewisse religiöse Gruppen behaupten, eine Krankheit sei eine Strafe Gottes! Wie soll man sich da von diesen Gedanken frei machen können? Die Rolle einer religiösen oder spirituellen Tradition sollte eigentlich nicht darin bestehen, diese Angst, die mit unseren Erinnerungen, unseren Gedanken verbunden ist, zu verschlimmern, und sie sollte auch nicht unsere Schuldgefühle verstärken.
Der Mensch ist nicht die negative Konsequenz seiner Handlungen. Für mich ist das der Punkt, an dem die Notwendigkeit des Verzeihens, eines verzeihenden Wortes ins Spiel kommt. Die Aufgabe einer spirituellen Tradition besteht darin, uns diesen oft zitierten Satz in Erinnerung zu rufen: »Wenn uns unser Herz auch verdammt, Gott ist größer als unser Herz.«[2] Unsere Aufgabe kann nicht darin bestehen, uns in Angst und Schuldgefühlen einzusperren.

Gibt es angesichts des Todes nicht auch eine Angst vor dem Unbekannten?

Jean-Yves Leloup: Natürlich, aber was dem einen angst macht, fasziniert den anderen: »Endlich werde ich wissen... endlich werde ich die Wahrheit erfahren, ich werde der Wahrheit ins Gesicht schauen...«
Dies ist die Haltung des heiligen Johannes: »Wir werden Gott sehen, wie Er ist«[3], das heißt, wir werden die Wirklichkeit sehen, wie sie ist: ohne die Interpretationen des Ich, ohne seine Erinnerungen und Projektio-

nen. Aber dieses Unbekannte macht vielen Menschen angst, und es kann dann besonders beängstigend sein, wenn wir eine bestimmte Erziehung genossen haben und uns gesagt wurde, daß der Augenblick des Todes der Augenblick des Gerichts ist.

Es gab Phasen in der jüdisch-christlichen Geschichte, während derer ein guter Tod ein Tod war, den man nahen sah, den man »zähmen« konnte. Man betete also, einen solch guten Tod erleben zu dürfen. Für die Menschen der Antike, zum Beispiel für Abraham, war der Tod eine Ruhe. »Wir werden ruhen mit den Vätern.« Man lädt seine Kinder ein, man spricht seine letzten Worte – Worte der Weisheit: »Tritt ein in meine Ruhe« – endlich findet man Ruhe. Wie es im biblischen Text heißt: »Er geht, genug der Tage ...«. Heute hingegen lauten die Wünsche, die ich in den Gebeten Sterbender höre, ganz anders: »Daß ich mich nur ja nicht sterben sehe! Ich will ja sterben, aber ich will es nicht kommen sehen!« Die Ängste entwickeln sich, denn sie sind Teil unserer persönlichen Erinnerungen, aber auch Teil der Erinnerungen der Gemeinschaft, in der wir uns befinden. Der »gute« Tod des Mittelalters und der »gute« Tod unserer Zeit unterscheiden sich ganz wesentlich voneinander. Heute ziehen wir einen gewaltsamen Tod vor, denn so können wir es vermeiden, uns die Frage nach dem »Danach« zu stellen.

In gewissen christlichen, hinduistischen oder buddhistischen Kreisen ist der Tod aber nach wie vor der Augenblick, in dem Gericht über uns gehalten wird. Diesen Gedanken finden wir auch in manchen zeitgenössischen Mythologien: Bevor wir des »Klaren Lichts« angesichtig werden, auf das wir uns durch

einen dunklen Tunnel hinbewegen, sehen wir unsere positiven und negativen Handlungen im »Spiegel der Gerechtigkeit« (siehe Raymond Moody[4]).
Der Augenblick unseres Todes ist demnach das Resultat all dessen, was wir persönlich und kollektiv erlebt haben. Das erklärt, warum wir im Moment des Todes Zeuge seltsamer Szenen sein können. Wir können den Eindruck haben, daß gewisse Menschen dabei nicht nur ihre eigenen Probleme lösen, sondern sie eine fast »generationenübergreifende« Arbeit leisten und diese Arbeit nicht nur für sich selbst, sondern für eine ganze Linie, für eine Gemeinschaft vollbringen...
Die Angst ist eine komplexe Realität, und die Angst vor dem Urteil hat den Tod vor allem in gewissen christlichen Kreisen zu etwas Beängstigendem und Gefürchtetem gemacht. Aber wir haben vergessen, daß uns im Augenblick des Todes nicht der Blick eines Richters, sondern der Blick eines Kindes beurteilt. Dieser kindliche Blick ist im übrigen viel beängstigender, denn er ist der Blick der Unschuld, und angesichts dieser Unschuld erkennen wir, wie sehr wir die Liebe nicht geliebt haben, wie sehr wir das Leben nicht geliebt haben...
Ich bin tatsächlich der Meinung, daß wir vom Blick eines Kindes beurteilt werden, aber da dieser Blick von unendlicher Barmherzigkeit erfüllt ist, brauchen wir keine Angst vor ihm zu haben. Dann können wir den Tod im Zustand vollkommener Klarheit und vollkommener Zuversicht erleben – in einem fast paradoxen Zustand.
Manchmal habe ich miterlebt, wie ein Mensch in den letzten Momenten seines Lebens vergeben konnte und

Erlösung fand. Es ist, als würde sich die ganze Liebe, die nicht gegeben werden konnte, in diesen letzten Stunden nach außen ergießen. In solchen Situationen kann man beobachten, wie sich familiäre Knoten innerhalb weniger Sekunden auflösen. Als ob wir angesichts dieser Erfahrung einer Güte, die nicht die unsre ist (sie kann nur die Güte von etwas sein, was größer ist als wir, denn mit unserer eigenen Güte scheinen gewisse Ereignisse unverzeihbar und durch nichts zu rechtfertigen), plötzlich in eine andere Dimension unseres eigenen Inneren eintauchen, die uns geben und vergeben läßt. Menschen, die diese Erfahrung machen können, sterben versöhnt.

Die spirituelle Begleitung sollte es ermöglichen, jemanden an diesen Ort in seinem Inneren zu führen, der größer, liebender und verzeihender ist als er selbst. So könnte es einen »vergebenden« Tod geben, einen Tod, bei dem die Dimension des Gebens in gewissem Sinne eine ganze Familie, eine ganze Generation »erlöst«. Hier befinden wir uns weit jenseits der Angst. Die Liebe vertreibt die Angst, und dazu ist es – wenn wir geboren sind, um lieben zu lernen – auch in den letzten Lebensmomenten nicht zu spät.

Wir sterben nicht, ohne geliebt zu haben, und wenn es nur zwei Minuten sind. Aber zwei Minuten, während derer wir unseren Groll, ja, unser Leiden vergessen können, genügen.

Dabei kommt es zu einem Durchbruch, zu *pessah*, zu einem Übergang: Es ist, als würden wir ein leeres Grab durchqueren und jenseits der Angst gelangen.

Dieses Jenseits der Angst, der Schuldhaftigkeit, führt uns – wie es die Geschichte vom leeren Grab im Evangelium erzählt – zur Auferstehung: zu einer Liebe, die stärker ist als der Tod.

M. d. H.: Was die Angst vor dem Unbekannten betrifft, so möchte ich von einer in diesem Zusammenhang bedeutsamen Erfahrung berichten. Ich bin tatsächlich oft mit Menschen konfrontiert, die mir sagen, sie hätten Angst vor diesem Übergang. Wovon hier in Wirklichkeit die Rede ist, ist das Loslassen, die Angst, loszulassen und sich zu verlieren, sich dem Tod zu überantworten. Es geht nicht um die Angst vor dem Tod an sich, sondern um die Angst vor dem Übergang ins Unbekannte. Im allgemeinen weise ich die Menschen darauf hin, daß unser Körper sich auch auf die Welt zu bringen wußte – er hat also bereits einen fundamentalen Übergang geschafft.
Warum sollte also er nicht zu sterben verstehen? Wir müssen in das in uns vertrauen, das sich transformieren und derartige Übergänge meistern kann. Vielleicht können wir fühlen, daß wir auch im Moment des Todes aufgenommen werden, so wie wir im Augenblick der Geburt aufgenommen wurden. Dieses Bild des Aufgenommenwerdens, des Empfangenwerdens, finden wir bei Françoise Dolto. Sie verwendet den Begriff »Empfangskomitee«, wenn sie von den Unsichtbaren (also von jenen, die vor uns gestorben sind) spricht, die im Moment des Todes da sind, um uns zu empfangen.
Übrigens sprechen manche Sterbende davon, daß sie diese »Unsichtbaren« sehen können, in ihrem Zimmer... Man könnte das für Halluzinationen halten.

Bei diesen Menschen handelt es sich aber durchwegs um Kranke, die sich weder in einem psychotischen Zustand befinden noch unter einer speziellen Medikation stehen, die zu einer Veränderung ihrer Wahrnehmung führen würden. Diese Wahrnehmung liegt also wahrscheinlich auf der Ebene des *noûs,* des Geistigen.

Welchen Ängsten und Schuldgefühlen begegnen wir bei jenen Menschen, die einen Sterbenden begleiten?

M. d. H.: Man muß verschiedene Ebenen von Schuldgefühlen unterscheiden. Manche fühlen sich schuldig, weil sie am Leben bleiben, während der andere stirbt. In diesem Fall spricht man von der »Schuld des Überlebenden«.

Andere fühlen sich schuldig, weil sie nicht alles getan haben, um den anderen zu retten. Das kann so weit gehen, daß sie die Qualität ihrer Liebe für den anderen in Frage stellen: »Hätte ich ihn mehr geliebt, dann würde er jetzt nicht im Sterben liegen!« Wenn der andere stirbt, so bedeutet das das Versagen unserer Liebe für ihn.

Dabei sind wir natürlich Opfer unserer Allmachtsphantasien. Als ob die Liebe, die wir für jemanden empfinden, verhindern könnte, daß er stirbt! Was es einer Familie so schwer macht, den Tod des anderen zu akzeptieren und ihm zu erlauben zu sterben, ist genau dieses Gefühl des Versagens. Als ob es Ausdruck eines Versagens unserer Liebe wäre, wenn wir dem anderen die Erlaubnis geben zu sterben! In Wirklichkeit handelt es sich dabei um einen letzten Akt der Liebe:

Wir geben den anderen seiner Freiheit, seinem Schicksal zurück.
Manchmal fühlt man sich auch deswegen schuldig, weil man den Tod des anderen herbeiwünscht. Das kommt vor allem in jenen Fällen vor, in denen sich der Todeskampf zu sehr in die Länge zieht. Wie könnte man sich aber des Gefühls erwehren, Schluß machen zu wollen? Wie könnte man nicht diesen Wunsch verspüren – den wir uns aber nicht eingestehen dürfen –, daß der andere endlich stirbt, wobei dieser Wunsch Hand in Hand mit dem Wunsch geht, den anderen noch ein bißchen zurückzuhalten? Wenn man erschöpft ist von den durchwachten Nächten, von den Stunden des Daseins, der Pflege in einem engen Zimmer? Wenn man seit Wochen in einer Art Blase, in einer Art Klammer lebt und sich von allem, was das ganz Alltägliche des Lebens ausmacht, abgeschnitten fühlt – von der Arbeit, den Freunden, den Unternehmungen – und sich statt dessen für die letzten Augenblicke eines geliebten Menschen aufopfert? Wie wäre es möglich, diese Ambivalenz der Gefühle nicht zu spüren? Man ist hin- und hergerissen zwischen der Liebe, der Zärtlichkeit und Fürsorge einerseits und dem Aufbegehren andererseits, dem Zorn und der Erschöpfung angesichts einer Situation, die alles auf den Kopf stellt und ein Leben im Grunde unmöglich macht!

J.-Y. L.: Man muß aber auch die Schuldgefühle und Ängste der Ärzteschaft selbst berücksichtigen. Ich führe in diesem Zusammenhang als Beispiel oft jenen

Brief von Freud an, den er beim Tod seiner Tochter Sophie einem Freund geschrieben hat. Diesen Tod empfand Freud als eine irreparable narzißtische Verletzung. Die Ärzteschaft fühlt sich verantwortlich für die Grenzen, die ihrer Technik gesetzt sind, und flüchtet. Es handelt sich hier tatsächlich um eine narzißtische Verletzung, und dieser verletzte Narzißmus ist der einer Gesellschaft, die sich aufgrund ihres »Fortschritts« allmächtig wähnt.
Es existiert also sehr wohl eine Schuld: die einer technischen Zivilisation, die angesichts des Todes an ihre Grenzen stößt.

M. d. H.: Wir sind ständig mit unserer eigenen Ohnmacht konfrontiert: angesichts des Todes, den wir nicht verhindern können, angesichts des körperlichen Verfalls des anderen, der ihn in ein Gefühl des Verlusts seiner Identität und Würde stürzt, angesichts des Kummers der Familienangehörigen und des Unwohlseins jener, die sich dem Sterbenden nicht zu nähern und nicht mit ihm zu kommunizieren vermögen, weil sie es auch vorher nicht konnten und weil die kurze Zeit, die noch verbleibt, diesen Mangel an Vertrautheit ganz plötzlich unerträglich macht.
Angesichts all dessen sind wir ziemlich machtlos. Und trotzdem ist derjenige, der einen Leidenden pflegt oder begleitet, ihm genau dann am nächsten, wenn er auf sein eigenes Gefühl der Ohnmacht zurückgeworfen ist, denn solange wir unsere Grenzen nicht akzeptieren und unseren Teil dieser Ohnmacht nicht annehmen, können wir den Menschen, die sterben, nicht wirklich nahe sein.

Statt dessen errichten wir alle möglichen Arten von Abwehrsystemen. Wir halten unsere Tränen zurück, wir fressen unseren Kummer in uns hinein, wir verstecken unsere Verunsicherung hinter hektischer Aktivität oder hinter einem Schwall oberflächlicher Worte, die nur ein einziges Ziel haben: das Schweigen, vor dem wir uns fürchten, zu übertünchen.

Und dann ergreifen wir die Flucht, weil wir nicht mehr können, und brechen draußen zusammen. Und wenn wir dann wieder ans Bett des Sterbenden zurückkehren, dann um unsere Maske des starken Menschen aufzusetzen, der versucht, dem anderen Kraft und Mut einzuimpfen.

Wenn wir nur akzeptieren könnten, daß uns das Leiden des anderen berührt und wir dem Tod gegenüber hilflos sind! Das allein würde die Beziehung zu einem Sterbenden viel menschlicher machen.

Man sagt, daß die Erfahrung der Trauer uns menschlicher macht. Das stimmt, denn sie stößt uns von unserem narzißtischen Podest, sie tut uns weh, sie erniedrigt uns, sie ruft uns in Erinnerung, daß wir nicht allmächtig sind, daß alles vergeht und sich verändert, daß die Menschen, die wir lieben, nicht für immer an unserer Seite weilen werden. Und durch diesen ganzen Schmerz der Trauer, vor dem wir uns auf jede nur erdenkliche Art und Weise zu schützen versuchen, tut sich schließlich ein Raum in uns auf, ein Raum der Schlichtheit und Fruchtbarkeit – ein Raum, in dem wir lieben können.

Ich habe immer wieder die Erfahrung gemacht, daß ich vor dem Leiden eines anderen Menschen meine eigenen Schranken fallen lasse. Es scheint mir, daß ich ihm

dadurch helfen und ihm wirklich begegnen kann. Das schafft eine Brücke zwischen ihm und mir.
Ich erinnere mich an die Erfahrung einer jungen Krankenschwester, auf deren Station eine junge Frau eingeliefert wurde, die an einem unheilbaren Krebs am Hals litt. Als diese junge Frau sie fragte, ob sie sterben würde, fühlte sich die Krankenschwester wie auf den Grund eines tiefen Lochs gezogen. Sie wußte nicht mehr, was sie sagen oder tun sollte. Die Tränen stiegen ihr in die Augen, und sie versuchte erst gar nicht, sie zu verbergen. Sie hat in diesem Augenblick nicht »die Wahrheit« gesagt, sie ist wahrhaft geblieben! In einem solchen Moment wahrhaft zu bleiben, heißt, bei seinem Gefühl fundamentaler Hilflosigkeit zu bleiben und nicht zu flüchten, einfach zu bleiben. Da hörte sie, wie die junge Frau zu ihr sagte: »In Ordnung, ich habe verstanden, ich danke dir. Reden wir jetzt von etwas anderem.«
Die Lektion aus dieser Geschichte ist, daß sie dadurch, daß sie bei ihrer eigenen Ohnmacht geblieben ist, der jungen Frau die Erlaubnis gegeben hat, sich der Realität zu stellen.
Auch wenn wir uns bester Gesundheit erfreuen und unser eigener Tod in weiter Ferne zu liegen scheint, so sitzt doch in uns allen ein ontologisches Leiden, nämlich das Leiden, das daher rührt, daß wir um unsere Sterblichkeit wissen und wir nichts gegen den Tod ausrichten können.
Gewisse Fragen, die uns Sterbende stellen, bringen uns diesem Leiden näher. Es war Maurice Zundel, der davon gesprochen hat, daß es in Wirklichkeit unmöglich ist, in solchen Momenten nicht aus sich herauszuge-

hen. »Wir werden mit einer derartigen Wucht in das Herz des anderen geschleudert, daß wir nicht anders können, als uns mit ihm zu identifizieren. Und dann erleben wir eine wunderbare Übereinstimmung und werden uns in diesem Moment bewußt, daß sie unendlich und ewig ist.«[5]
Diese Momente geteilter Ohnmacht sind Momente der Gnade, es sind gesegnete Momente. Wenn wir keine Angst davor haben, in Kontakt mit ihnen zu treten, dann entsteht zwischen dem anderen und uns eine innige Übereinstimmung, es wird eine authentische Begegnung zwischen zwei Menschen möglich, die angesichts dieser Frage des Leidens und des Todes gleichermaßen hilflos sind. Und jeder von ihnen wächst in dieser Erfahrung, denn im Akzeptieren der eigenen Hilflosigkeit und Armseligkeit angesichts des Todes liegt eine ungekannte Fruchtbarkeit.

Viele Philosophen vertreten die Meinung, es sei unmöglich, sich auf den Tod vorzubereiten oder, genauer gesagt, »sterben zu lernen«.
Geht es aber nicht eigentlich darum, lieben zu lernen? Lieben zu lernen im Sinne des Hohelieds: lernen, dem anderen zu sagen: »Enteile...«

M. d. H.: Ja, leben zu lernen heißt lieben zu lernen, also verlieren zu lernen. Das alles gehört klarerweise zusammen. Aber es ist auch richtig zu sagen, daß man nicht lernen kann zu sterben, weil wir keine Möglichkeit haben, uns darin zu »üben«. Lieben lernen heißt, seine Begrenzungen zu akzeptieren, seine Ohnmacht anzunehmen, es heißt, einfach da zu sein und den Lauf der Dinge – das, was ist – zu akzeptieren. Das Leben besteht aus diesem Lernprozeß: aus dem Akzeptieren des Wirklichen.

Gibt es in allen Traditionen so einprägsame Worte wie »Die vollkommene Liebe treibt die Furcht aus« des Johannes, die uns helfen könnten, lieben zu lernen, ohne dabei diese Angst vor dem Verlust zu haben?

J.-Y. L.: Eines dieser Worte wäre eben, dem anderen sagen zu können: »Geh... Geh hin zu dir selbst.« Das ist es, was Gott dem Abraham sagt.[6] Zu lieben lernen heißt, lernen zu verlieren... Lehrt uns der Tod denn etwas anderes als das, was uns die Einsamkeit nicht schon längst zugeflüstert hat?
Ich denke oft an das Wort von Lacan, der sagt, Liebe bestünde darin, etwas, das man selbst nicht besitzt, einem anderen zu geben, der es gar nicht haben will. Von der psychischen Seite gesehen, ist Liebe oft »etwas, das man hat«, aber ist Liebe ein »Haben«?
Im allgemeinen lieben wir, um geliebt zu werden, während der Tod uns lehrt, den anderen zu lieben, indem wir ihn einen anderen sein lassen, das heißt, indem wir ihn in seinem Anderssein belassen. Letzten Endes müssen wir imstande sein zu verlieren, woran uns am meisten liegt, denn nur in dieser Freiheit können wir wirklich lieben. Dieses Leben, das wir so leidenschaftlich lieben (nämlich unser eigenes Leben), lieben wir dann noch mehr, wenn wir es loslassen. So können wir verstehen, daß das Leben »ein Anderer« ist,

daß »Ich ein Anderer ist«; dieses Wesen, das wir lieben, werden wir dann am meisten lieben, wenn wir ihm erlauben können, dorthin zu gehen, wo es hingeht... Oft erwarten die Sterbenden von uns diese Art der Erlaubnis. Wir müssen so weit kommen, daß wir sagen können: »Geh zu dir selbst, ich bin mit dir...«
Geh zu dir selbst (ich kann nicht an deiner Statt dorthin gehen), aber ich bin mit dir (ich bin zwar vollkommen hilflos, aber ich bin da...).
Wenn es uns irgendwann in unserem Leben widerfährt, jemanden zu lieben, dann entdecken wir, daß es zwar unmöglich ist, anstelle des anderen zu sein, aber man kann sehr wohl »mit« ihm sein. Freilich kann niemand an unserer Statt leben oder sterben, aber wir können mit dem sein, der lebt, so wie wir mit dem sein können, der stirbt, mit dem, den wir lieben. Dann leben wir in einer Beziehung der Freiheit, und das ist eine Beziehung, die einen wahrhaft offenen Humanismus verkörpert.
Das Drama eines begrenzten Humanismus liegt darin, daß er dem Menschen diese Freiheit verwehrt. Wir müssen darauf vertrauen, daß der Mensch nicht nur konditioniert ist; wir müssen daran glauben, daß der Mensch mehr ist als bloß seine Konditionierungen.
Wir sind sicher nicht frei von diesem Lehm, von diesem Marmor, aus dem wir gemacht sind, aber wir sind frei von der Form, die wir ihm geben.

6.

Sterbebegleitung als Praxis des Mitgefühls

Wenn es im Umfeld des Krankenhauses in erster Linie gar nicht sosehr an Religiosität, sondern viel mehr an Menschlichkeit mangelt, welche konkreten Handlungen kann dann eine Pflegeperson oder ein Begleiter trotz seiner Ängste und Schuldgefühle setzen, um dem Sterbenden bei diesem Übergang zu helfen?

Marie de Hennezel: Ich glaube, daß wir angesichts des Leidens der Menschen, die sterben werden, und ihres Todes nicht viel ausrichten können, aber wir können ihnen zumindest unsere Gegenwart und unsere Aufmerksamkeit schenken.

Auf Palliativstationen mißt man der Qualität der Gegenwart, des Seins großen Wert bei. Was kann man anbieten, wenn nicht die Tiefe unseres Hierseins und die Sensibilität unserer Aufmerksamkeit, denn genau das ist es, was es uns erlaubt, eine Brücke zu dem zu bauen, der sterben wird, und was es ihm erlaubt, in Verbindung zu bleiben: in Verbindung mit sich selbst, mit den anderen, mit dem, was über ihn hinausgeht. Aus dieser Haltung heraus mißt man der Qualität des Hierseins, dem Bewußtsein, in dem wir Dinge tun, enorme Bedeutung zu. Man muß nicht einmal unbedingt besondere Gesten setzen, sondern sich eher von den alltäglichen Erfordernissen leiten lassen, indem

man den Schwerpunkt auf das Bewußtsein, in dem man Dinge tut, legt.
Jemanden waschen, ihm ein Bad richten, eine wundgelegene Stelle pflegen, ihm die Füße massieren oder ihn auch nur einfach im Bett umdrehen – all das kann man in dem Bewußtsein dessen tun, was dieser Mensch wirklich ist. Er reduziert sich nicht auf einen dem Verfall preisgegebenen Körper, dessen Auflösung bevorsteht, er ist unendlich mehr als dieser Körper, egal welche Worte wir benutzen – ein im Körper inkarnierter Geist, ein lebendiges Mysterium – er ist mehr als das, was wir sehen.
Wenn wir uns diesem Menschen nähern und ihn im Bewußtsein dessen, was er wirklich ist, anschauen oder berühren, dann sind unsere Gesten, unsere Blicke, unsere ganze Art und Weise, uns dem anderen zuzuwenden, von dieser Qualität der emotionalen Bestätigung, der Bestätigung des anderen, durchdrungen. Durch unsere Art zu sein können wir einen anderen Menschen spüren lassen, daß er mehr ist als das, was er uns zu sehen gibt. Das schließt natürlich Worte nicht aus, aber oft sind wir daran gewöhnt, Worte zu gebrauchen, die unangebracht zuversichtlich klingen und nicht im geringsten mit unserem wirklichen Sein übereinstimmen. Die Art und Weise, wie wir einen anderen berühren, vermag aber nicht zu täuschen. Es ist also der Pflegealltag, der die Gelegenheit bietet, dem anderen über die Berührung zu begegnen. Diese Annäherung an den anderen hat etwas Heiliges an sich.
Wenn wir zum Beispiel eine Gesichtsmassage machen – also weder eine »technische« noch eine Schönheits-

massage –, dann wollen wir zwar, daß der Kranke sich entspannt, in Wirklichkeit aber bezieht sich so eine Massage auf die »Ikone« des Menschen: Wenn wir eine Hand respektvoll und sanft auflegen und sich das Gesicht unter unseren Gesten entspannt, dann sehen wir unter unseren Fingern wie ein inneres Licht aufleuchten. Es ist, als würde die Haut der Hand antworten, die sich ihr nähert; man hat fast den Eindruck, als würde das Gesicht auf die Hand zugehen, und es ist diese Begegnung, die dieses Gefühl des Strahlens auslöst. Das ist eine Erfahrung, die jeder machen kann: Pflegehelfer und Krankenschwester genauso wie Angehörige. Etwas so Einfaches kann dem Sterbenden nicht nur Linderung verschaffen, sondern ihm auf einer viel tieferen Ebene das Gefühl geben, daß er seine innere Schönheit, die nichts mit dem »objektiven« Körper zu tun hat, wiedererlangt.

Sich des Körpers eines Sterbenden annehmen kann also wie eine heilige Aufgabe erlebt werden. Eine respektvolle, sanfte Berührung ist ein symbolisches Äquivalent für das Öl, das in vielen Traditionen verwendet wurde, um auf die transzendentale Dimension des Körpers zu verweisen.

Es ist also möglich, den anderen so zu berühren, als würde man Gott selbst berühren. Außerdem gibt es noch eine ganze Reihe von Dingen, die eine Atmosphäre der Ruhe und des geistigen Friedens fördern: stimmungsvolle Musik, Räucherstäbchen, eine Kerze, die auf dem Nachttisch brennt. Alle diese kleinen Details tragen dazu bei, ein Klima der Ruhe zu schaffen. In der buddhistischen Tradition wird dieser Atmosphäre der Stille und des Friedens in der Umgebung

des Sterbenden große Bedeutung beigemessen. Aber man kann diese Stille auch ohne all das schaffen; es reicht eine lebendige, achtsame, stille, achtungsvolle Anwesenheit. Je mehr man an einem Menschen hängt, je mehr man seinen Tod ablehnt, desto schwieriger ist es natürlich, einfach da zu sein, in Offenheit und Stille, und desto schwieriger ist es natürlich auch, während der letzten Phase in dieser subtilen Übereinstimmung zwischen Seele und Seele, zwischen Herz und Herz bei einem geliebten Menschen Wache zu halten.
Wenn man von seinen eigenen Emotionen und seinem eigenen Kummer hinweggerissen wird, wie kann man da einfach dasein, in dieser Stille, und dem anderen helfen zu gehen?

Wenn derjenige, der einen Sterbenden begleitet, ihm dieses Klima des Friedens, diese Qualität des Da-Seins, auf die die buddhistische Tradition so großen Wert legt, bieten will, muß er dann nicht selbst ein inneres Gleichgewicht erlangt und seine Gefühle unter Kontrolle haben? Besteht nicht die Gefahr, daß die buddhistische Lehre des Gleichmuts, der eine solche Haltung erst ermöglichen soll, von einem westlich geprägten Menschen nicht richtig umgesetzt wird und dieser Gleichmut in bloße Gleichgültigkeit umschlägt?

Jean-Yves Leloup: Gleichmut beziehungsweise Nicht-Anhaften, die nicht mit Mitgefühl einhergehen, sind tatsächlich nichts anderes als Gleichgültigkeit. Deswegen ist in der authentischen buddhistischen Tradition, die der christlichen übrigens sehr nahe steht, das

Nicht-Anhaften eine Vorbedingung dafür, daß das Mitgefühl wahrhaft sein kann; es ist eine der Vorbedingungen für Liebe. Die Wüstenväter sagten, die Liebe erwachse aus der Stille…

Um dies zum Ausdruck zu bringen, verwenden sie das Wort *hêsukhia.* Es hat die gleiche Bedeutung wie der Begriff *shanti* in Sanskrit, *shalom* im Hebräischen und *quies* im Lateinischen: Ein Wesen zu lieben heißt, einen beruhigten Geist zu haben, denn dadurch kann man ihm erlauben, das zu sein, was es in dem Moment ist, in dem es ist. Diese Vorstellung der Stille, in der wir bei jemandem verweilen, der leidet, ist also auch in der Tradition des Hesychasmus, in der Tradition der Wüstenväter, extrem wichtig, genauso aber bei den westlichen Mönchen.

Wenn jedoch das Nicht-Anhaften, das nicht mit Mitgefühl einhergeht, nichts anderes als Gleichgültigkeit ist, warum wird dann in gewissen christlichen Ritualen, bei denen zum Beispiel auch Klageweiber und ähnliches eine Rolle spielen, der Tod so dramatisiert?

Sinn und Zweck ist es, das Leiden, das uns innewohnt, zu veräußerlichen. Im Judentum kann man sich die Haare raufen oder sich die Kleider vom Leib reißen, um daran zu erinnern, daß eine Trauerarbeit, sei sie nun persönlicher oder sozialer Natur, zu verrichten ist.[1] Es ist das, was die Griechen *katharsis* nannten: Katharsis als Voraussetzung dafür, in die Stille des Akzeptierens eintreten zu können.

Weiß man eigentlich wirklich, was Mitgefühl ist, wenn doch die Begriffe »Mitgefühl« und »Mitleid« so oft ver-

wechselt werden? Was bedeuten die beiden Begriffe und was ist der wesentlichste Unterschied?

J.-Y. L.: Das lateinische Wort für »Mitgefühl« ist *compassio* – »*com*« bedeutet »mit«, »*passio*« ist die Passion, die Leidenschaft. Wenn wir heute von Leidenschaft sprechen, dann denken wir sofort an eine leidenschaftliche Liebe. In Wirklichkeit heißt *passio* aber »mit jemandem sein«. Diese Compassio, dieses Mitgefühl, bedeutet vor dem Leiden des anderen keine Angst zu haben und es in sich aufzunehmen – aber nicht, um es festzuhalten oder sich darin zu gefallen, denn das wäre Masochismus und Selbstgefälligkeit.
Das Konzept von Mitleid finden wir auch im *Kyrie eleison*, das wörtlich bedeutet »Herr, schicke Deinen Atem, schicke Deine Barmherzigkeit«. Allerdings schwingt im Begriff »Mitleid«, wie er heute im Deutschen verwendet wird, eine gewisse Herablassung mit. Heutzutage ist es nicht leicht, diese beiden Begriffe überhaupt zu verwenden; in manchen Kreisen bevorzugt man deswegen Worte, die weniger abgegriffen sind, wie eben zum Beispiel »Mitgefühl« für »Mitleid«. Außerdem hat das einen etwas orientalischen Anklang.
Das Wichtige dabei ist aber die Erfahrung einer Öffnung des Herzens gegenüber dem, was der andere erlebt, ohne sich davon überwältigen zu lassen.

M. d. H.: Ich persönlich finde, daß ein wesentlicher Unterschied zwischen dem Begriff »Mitleid«, wie er heute verwendet wird, und dem Begriff »Mitgefühl« besteht. Im Mitleid ist da eine Mauer, die uns vor unserem

eigenen Leiden schützt. Im Mitleid sind wir nicht in Kontakt mit unserem eigenen Leiden als menschliches Wesen. Wir sind derjenige, der sich – im Gegensatz zu dem, der wehrlos und leidend ist – guter Gesundheit erfreut, der sich in einer Position der Stärke befindet. Man spricht ja auch von »professioneller Wärme«. Dieser Begriff bezeichnet eine sehr defensive Haltung: Man muß gegenüber dem Menschen, der leidet, wachsam und warmherzig bleiben, gleichzeitig aber auch jener sein, der dominiert!
Eine derartige Haltung kann sich sehr schnell in etwas verwandeln, das für den Kranken absolut unerträglich ist. Wurzelt diese Wärme jedoch in jenem Teil von uns, der berührt wird und leidet, wenn er den anderen leiden sieht, ohne sich hinter irgendeiner professionellen Abwehr zu verstecken, dann empfinden wir etwas anderes als Mitleid.

J.-Y. L.: »Mitleid« ist ein »mentales« Wort geworden, das den anderen zu einem äußeren Objekt macht. Am Ursprung steht aber die Barmherzigkeit, und, tiefer noch, die »Matrix«. André Chouraqui bezieht sich auf diese Matrix, diese »Gebärmutter«, wenn er »Glücklich die Barmherzigen« mit »Glücklich die, die aus ihrem Bauch heraus handeln« übersetzt. Es handelt sich darum, jemandem mit dem Bauch zuzuhören, ihn in den eigenen Bauch aufzunehmen und darin zu tragen.
Das Leiden des anderen muß »verdaut« werden, man trägt es im Bauch; manchmal ist es wie ein Schlag, der einen trifft, und wir müssen es dann tragen wie ein Kind.

Der tiefe Sinn des Wortes Mitleid liegt darin, diese Qualität des »aus dem Bauch« in uns zu finden; wir nehmen den anderen nicht nur mit unserem Kopf oder unserem Herzen wahr, wir hören ihm mit unserem »Bauch« zu. Wir sind nicht nur im Gefühl, in der Emotion, sondern wir tragen das Leiden des anderen in uns, damit Sinn »gezeugt« werden kann.

M. d. H.: Den anderen in sich tragen heißt auch, jenem Teil von ihm Vertrauen schenken, der in der Lage ist, dieses Leiden zu tragen. Im modernen, deformierten Sinn transportiert das Wort »Mitleid« die Vorstellung, der andere verfüge nicht über die Fähigkeit, sich dem, was ihm widerfährt, zu stellen und es zu ertragen.

Es ist oft die Rede davon, daß die »Zeit des Sterbens« für die Familie und die begleitenden Personen, aber auch für den Kranken selbst eine besonders schwierige Phase sei. Der Faktor Zeit drückt sich dann darin aus, wie geduldig – oder ungeduldig – wir sind. Fällt es uns leichter, Geduld aufzubringen, wenn wir uns in einem Zustand des Vertrauens befinden?

M. d. H.: Das Konzept der Geduld muß in Zusammenhang mit dem Respekt für die Zeit der Agonie, für den Rhythmus, der jedem eigen ist, gesehen werden. Wenn man tatsächlich davon überzeugt ist, daß der Kranke in der Phase unmittelbar vor dem Tod echte Arbeit leistet, eine innere Arbeit, die ihre Zeit braucht, so fällt es einem sicher leichter, diese Geduld aufzubringen.

Und diese innere Arbeit geht auch dann weiter, wenn der Kranke sich im Koma befindet.
Es stimmt, daß diese Zeit für die Umgebung sehr anstrengend und schmerzlich ist, aber sie muß trotzdem respektiert werden, weil sie ganz wesentlich ist für den Betreffenden, der sie durchlebt. Ich muß da an einen Mann denken, der mehr als drei Monate im Koma lag – in einem natürlichen Koma, das nicht mit medizinischen Mitteln herbeigeführt wurde... Die Familie begann ungeduldig zu werden, niemand verstand diese Situation. Wir fanden heraus, daß dieser Mann eine vierzehnjährige Tochter aus erster Ehe hatte, deren Mutter dem Kind nicht erlaubte, seinen Vater zu sehen, weil sie fürchtete, daß es dies zu sehr aufwühlen würde. Nachdem wir das erfahren hatten, gelang es uns, die Mutter umzustimmen, und sie erlaubte ihrer Tochter, den Vater zu besuchen. Das Mädchen konnte dann einen Nachmittag mit ihrem Vater verbringen, mit ihm sprechen und der Pflegehelferin bei ihrer Arbeit helfen. Dieser Mann ist in der Nacht darauf gestorben... Es ist offensichtlich, daß es wirklich das war, worauf er gewartet hatte. Man muß daher diese Zeit unter allen Umständen respektieren, denn diese Zeit hat ihren Sinn.

J.-Y. L.: Die Zeit der Geduld ist eine besondere Zeit, die Zeit des Dazwischen: zwischen der Zeit der Lebenden mit ihrem schnellen Rhythmus und der Zeit des Ewigen, der Nicht-Zeit.
Wenn wir durch eine Krankheit an ein Krankenhausbett gefesselt sind, so versetzt uns dies tatsächlich in eine andere Art von Zeit: in eine Zeit, in der wir alles

haben, was wir brauchen, um uns der Prüfung des Augenblicks zu stellen, aber wir haben nichts, uns dem zu stellen, was danach kommt. Es handelt sich nicht nur darum, der Zeit Zeit zu geben; es geht vielmehr darum, der Zeit Geduld zu geben, ihr etwas wie eine Öffnung zu geben.

Müssen wir nicht lernen, die Gegenwart – ja, den gegenwärtigen Augenblick – voll zu leben, da wir ja nicht lernen können, wie man stirbt?

J.-Y. L.: Ja, wir müssen von der Zeit *chronos*, die uns verschlingt (die Zeit der Uhren), zur Zeit *kaïros* gelangen, die uns erweckt (der Augenblick, der »günstige« Augenblick). Wir haben nicht mehr die Zeit zu »werden«, aber wir haben Zeit zu sein, in der Intensität des Augenblicks. Wir haben keine Zeit mehr, aber wir haben Augenblicke... und die gilt es zu leben: günstige Augenblicke: *kaïros*.

M. d. H.: Man kann beobachten, daß die Menschen, die zu sehr in der Vergangenheit oder Zukunft leben, nicht zum Frieden finden. Ein Grund dafür ist Angst. Die Rückbesinnung auf die Vergangenheit führt zu Nostalgie; man bedauert all das, was man nicht getan oder nicht erlebt hat. Und die Projektion in die Zukunft ist klarerweise eine Quelle der Angst, denn der Betreffende weiß sehr wohl, daß er keine Zukunft mehr hat. In seinem Innersten weiß er genau, daß der einzige Ausweg darin besteht, die Gegenwart zu leben. Das ist etwas, was man sich aber erst erobern muß,

was man nicht ganz freiwillig tut, eben weil dies der einzige Ausweg ist.
Die Verengung des Universums eines Sterbenden, das Fehlen von Impulsen und Anregungen (monatelang in ein und demselben Bett in ein und demselben Zimmer mit dem immer gleichen Horizont...) sind letztendlich nur dann erträglich, wenn es gelingt, das voll zu leben, was sich Augenblick für Augenblick bietet.
Ein frappierendes Beispiel dafür ist das von Jean-Dominique Bauby[2], der in seiner »Taucherglocke« eingesperrt war. Wir spüren sehr genau, daß ihn die Erinnerung an die Vergangenheit trotz all seines Humors in eine Trauer hineinzieht, in eine Sehnsucht nach dem, was er verloren hat.
Trotzdem aber projiziert er sich nicht in die Zukunft, denn er ist genug bei Bewußtsein, um dies nicht zu tun. Er lebt daher auf ganz außergewöhnliche Weise in der Gegenwart, im Augenblick; er ist ein Wesen aus Wahrnehmung und Empfindung, obwohl er vollkommen gelähmt ist. All die kleinen alltäglichen Dinge bergen für ihn eine unerhörte Intensität und Unmittelbarkeit.
Ich bin überzeugt davon, daß man kontemplativ wird, wenn man sich seinen letzten Momenten nähert.

Es scheint, daß diese Fähigkeit, im gegenwärtigen Augenblick zu leben, für den Sterbenden ganz wesentlich ist. Aber auch die Familienangehörigen oder die Personen, die den Sterbenden begleiten, sollten diese Arbeit vollbringen. Ist es für sie schwieriger?

M. d. H.: Für die Menschen in der Umgebung des Sterbenden ist es sicherlich sehr schwer, denn sie leben nicht in der gleichen Zeit. Während sich der Sterbende in einer besonderen Zeit befindet, in einer »aufgehobenen« Zeit, lebt die Umgebung in der chronologischen Zeit, die eine Vergangenheit, Gegenwart und Zukunft hat.
Eines der Hindernisse für die Kommunikation mit einem Menschen, der sterben wird, besteht gerade darin, daß wir uns nicht in der gleichen Zeit wie er befinden. Hier ein Beispiel für diese Diskrepanz: Oft sind die Pflegepersonen frustriert, weil sie nicht genug Zeit haben, sich um den Kranken zu kümmern. Würden sie aber lernen, dieses *kaïros* zu leben – könnten sie also während der kurzen Zeit, die sie zur Verfügung haben, wirklich mit dem anderen sein –, dann befänden sie sich in Einklang mit der Zeit des Kranken und würden nicht mehr dieses Gefühl der Frustration erleben.

J.-Y. L.: Die Gegenwart ist etwas sehr Physisches. Erst nach einer langen Reise kommen wir dort an, und manchmal ist unser Körper »dieses Land, in dem man nie ankommt«. Aber auf eine gewisse Weise zwingt uns die Nähe des Todes, da zu sein, in unserem Körper zu sein. Die Frage ist schlicht und einfach: »Wie können wir vollkommen ›da‹ sein, ohne uns von diesem ›Da‹ einsperren zu lassen?«

Ist diese Präsenz – dieses Hiersein, dieses Im-Augenblick-Sein – etwas, was uns helfen kann loszulassen?

M.d.H.: Ich erinnere mich an eine Frau, die eine schwere Angstkrise durchmachte. Sie klammerte sich an mich, und ich hätte von diesem Strudel der Angst mitgerissen werden können. Niemals habe ich deutlicher gefühlt, wie beruhigend sich dieses Da-Sein (ein ruhiges, offenes, aufnehmendes Da-Sein) auf den anderen auswirkt. Ich habe sehr konkret gespürt, daß meine Gegenwart die Frau wie mit einer schützenden Haut umgab und verhinderte, daß die Angst ausuferte.
Nach einer Weile ist sie eingeschlafen. Ich blieb bei ihr und wachte bei ihr wie eine Mutter, die bei einem schlafenden Säugling wacht. Dann ist sie aufgewacht und hat mir erzählt, was sie soeben geträumt hatte: Es war Nacht, sie befand sich in einem schwankenden Boot auf einem dunklen, bewegten Meer, aber das Boot war solide gebaut und trug sie, und trotz des Unwetters fühlte sie sich sicher. Dieser Traum illustriert auf sehr anschauliche Weise, was bei einer Sterbebegleitung passiert. Wir können nicht verhindern, daß der andere Angst verspürt, aber wir können sie eindämmen und das Gefühl vermitteln, trotz allem getragen zu sein. Dies kann ihm vielleicht helfen loszulassen.

J.-Y. L.: Was mich betrifft, so denke ich oft daran, welches Geschenk man einem Menschen allein damit machen kann, daß man sich still zu ihm setzt und dabei ruhig atmet. Aber es ist auch wichtig, ein Wort zu sagen, das es ihm erlaubt, sich nicht mit der Gesamtheit seiner vergangenen Handlungen zu identifizieren – ein Wort des Vergebens. Das Wort, das ich persönlich am Tage meines Todes am liebsten hören würde, ist das aus dem ersten Brief des Johannes, das ich schon einmal zitiert habe: »Wenn uns auch unser Herz verdammt, Gott ist größer als unser Herz.« Wie der Philosoph Paul Ricoeur betont, besteht das Drama des modernen Menschen darin, daß er kein Bewußtsein besitzt, das größer wäre als sein eigenes Bewußtsein. Wer würde nicht gerne das Wort hören, das ihm in Erinnerung ruft: »Wenn dich auch dein Herz, dein Gewissen, dein Leiden und deine Diagnose verdammen, so gibt es doch etwas in dir, das größer ist als du, das liebender ist als du; es existiert in dir eine Realität, die dir vergibt.«

Wie kann dieses Mitgefühl in der Praxis des Pflegealltags gelebt werden? Was kann man tun, damit man sich vom Leiden des anderen nicht mitreißen läßt?

M. d. H.: Die Frage, wie man Mitgefühl leben kann, ohne sich vom Leiden des anderen mitreißen zu lassen, wirft die Frage auf, was wir unter der »angemessenen Distanz« verstehen: weder zu nah noch zu distanziert. Wie kann man präsent bleiben, ohne sich mit dem Leiden des anderen zu identifizieren oder sich von ihm anstecken zu lassen, aber auch ohne schützende Barrieren aufzubauen, die eine Begegnung unmöglich machen und eine Verarmung der Beziehung bewirken?
Man kann gegenüber demjenigen, der leidet, eine Haltung von Offenheit und innerem Mitschwingen einnehmen und ihm dadurch sehr nahe sein und trotzdem

die rechte Distanz wahren. Diese Distanz ist dann aber eine innere Distanz gegenüber unseren eigenen Gefühlen, eine Distanz zwischen mir und mir und nicht eine Distanz zwischen mir und dem anderen. Anders ausgedrückt: Es handelt sich nicht so sehr um eine Technik, sondern um eine innere Arbeit. In dem Maße, in dem wir nicht Angst davor haben, uns auf Momente der Trauer, der Trennung, der Krise einzulassen; in dem Maße, in dem wir selbst an dieser Frage des Verlusts arbeiten, in dem Maße werden wir vielleicht weiser und begegnen der Unbeständigkeit des Lebens mit größerem Vertrauen. Wir lernen in die innere Stille, in das innere Schweigen hineinzufinden, in diesen Ort tief in uns drinnen, in dem wir alle Ängste und Gefühle sein lassen können. Das ist ein Ort des Friedens, der auch im anderen existiert, auch wenn er in diesem Augenblick verdunkelt erscheint.
Dann können wir dem nahe bleiben, der in seiner Verzweiflung gefangen ist, ohne mit ihm unterzugehen, denn wir haben Vertrauen in die Bewegung der Dinge an sich, die ihn seine eigene Nacht wird durchqueren lassen.
Dies macht einmal mehr deutlich, wie notwendig es ist, sich auf eine persönliche Arbeit einzulassen, bevor man sich in der Sterbebegleitung engagiert. Und noch etwas anderes wird klar: Solange die Ärzte, die Pflegepersonen und all jene, die vielleicht einmal einen nahestehenden Menschen in seiner letzten Lebensphase begleiten, nicht selbst diese innere Arbeit in Angriff nehmen – und diese Arbeit besteht darin, sich auf seine eigenen Ängste, auf seine eigenen Verletzungen einzulassen, sie aufrichtig zu betrachten, es wagen, sie

zu teilen, und zu fühlen, wie man sich durch sie weiterentwickeln kann –, bleibt ihnen überhaupt keine andere Wahl, als angesichts des Sterbenden Abwehrstrategien zu entwickeln. Das ist nur allzu verständlich, denn es geht ja um ihr psychisches Überleben! Aber diese Strategien sind nichts als Konstrukte. Letzten Endes wird man müde, sie immer wieder zu verstärken, vor allem wenn einem bewußt wird, welch tragische Verarmung in den zwischenmenschlichen Beziehungen sie nach sich ziehen.

Gleich, welche Tradition man betrachtet – die buddhistische oder die christlich-jüdische –, die Haltung des Mitgefühls ist allgegenwärtig. Und man sieht, wie wichtig es ist, sich nicht vom Leiden des anderen mitreißen zu lassen, wenn man sich diese Haltung des Mitgefühls bewahren will.
Existieren in den einzelnen Traditionen spezielle Rituale, die dem Begleitenden helfen können, dieses Gleichgewicht zu finden?

J.-Y. L.: Selbstverständlich, jede Tradition hat ihr Ritual. Was aber in den östlichen Traditionen interessant ist, ist die Tatsache, daß sie Praktiken entwickelt haben, die einem helfen, seine Mitte zu finden und gut geerdet zu sein. Wie kann man »mit« jemandem sein, ohne sich zu verlieren? Wie kann man die rechte Distanz finden? Wie kann man weder getrennt noch überwältigt sein? Es ist der Atem, der uns dabei helfen kann. Genauer: die Achtsamkeit gegenüber dem eigenen Atem. Ist nicht der Atem das, was uns mit anderen Menschen verbindet, ohne daß wir uns im anderen verlieren? Ein gutes Beispiel für eine Praxis, die es uns erlaubt, eine mitfühlende Haltung einzunehmen, ohne uns vom Leiden des anderen hinwegreißen zu lassen, ist die buddhistische Praxis des *tonglen*.

Man weiß, wie wichtig es ist, in der Umgebung eines leidenden Menschen möglichst jede Form von Belästigung zu vermeiden. Dabei handelt es sich nicht nur um Belästigung durch Lärm oder Emotionen, sondern auch um Belästigung durch die eigenen Gedanken. Wie kann man also ohne Angst das Leiden des anderen entgegennehmen, aber nicht, um es festzuhalten und sich darin zu gefallen, sondern um es zu verwandeln? Wie kann man dem anderen einen Teil der Last, die er tragen muß, abnehmen und ihm ein bißchen Frieden und Mitgefühl zuteil werden lassen? Der Begriff *tonglen* bedeutet »geben und nehmen«. Diese Bewegung des Annehmens und Gebens kann dann stattfinden, wenn wir uns unseres eigenen Atems gewahr sind.

Können Sie uns erklären, worin diese Praxis besteht?

J.-Y. L.: Tonglen ist eine Übungsmethode, die mit dem Atem verbunden ist. Ich muß zuerst meine Ängste, meine Spannung, meine Müdigkeit ablegen. Dann nehme ich beim Einatmen das Leiden des anderen in mich auf. Ich behalte dieses Leiden aber nicht, denn es ist ja nicht mein Leiden, sondern gebe es beim Ausatmen weiter, ich übertrage es in gewisser Weise an etwas, das größer ist als ich. Anschließend atme ich Licht, Kraft und Frieden ein, um sie an den Kranken, den ich begleite, weiterzugeben. Es kommt also zu einer »Transfusion von Gelassenheit«. Aber diese Gelassenheit gehört nicht dem, der sie gibt. Sie fließt durch ihn hindurch und stammt von dem oder denen, die er beim Sterbenden anruft. Man könnte sagen, daß der Begleitende in diesem Moment selbst begleitet ist. Er kann dabei auch das, was man im buddhistischen Kontext eine Gottheit nennt, visualisieren, also mit einer Wohlwollen ausstrahlenden Vorstellung arbeiten.

M. d. H.: Das ist genau das, was auch die Christen immer dann machen, wenn sie beten oder einen Heiligen, die heilige Maria oder ihren Schutzengel um Hilfe anrufen – wenn sie also die Gemeinschaft der Heiligen anflehen, die eine Art unsichtbare Solidargemeinschaft darstellt.

J.-Y. L.: Es handelt sich tatsächlich darum, große Bilder, große Archetypen anzurufen, die das spirituelle Unbewußte des Kranken bewohnen. Aber nicht einmal das ist unbedingt notwendig. Entscheidend ist, dem Leiden des sterbenden Menschen nicht das eigene Leiden hinzuzufügen. Es geht darum, wie Françoise Dolto sagt, angesichts der Angst des anderen frei von Angst zu bleiben... Aber diese Übertragung von Gelassenheit setzt voraus, daß derjenige, der einen Sterbenden begleitet, selbst im reinen ist mit seinen Ängsten. Ich persönlich mag den Ausdruck »Gelassenheitstransfusion«. Diese Übung ist ein wahrer Friedensstifter. Sie beruhigt das Denken, und allein die Tatsache, ruhig an der Seite eines leidenden Menschen zu atmen, kann ihm beträchtlich helfen. Dieser Prozeß des Austausches geschieht von Atem zu Atem, von Herz zu Herz, von Unbewußtem zu Unbewußtem. Dabei handelt es sich viel mehr um eine Qualität des Seins als um irgendeine besondere Kompetenz.

Man muß übrigens wissen, daß dieser Prozeß nicht immer von dem Menschen, der begleitet, ausgeht: Manchmal ist es der Mensch, der stirbt, der uns diese Qualität des Seins schenkt. Viele Sterbende legen uns gegenüber eine geradezu unvorstellbare Feinfühligkeit an den Tag. Es ist nicht nur, daß sie uns ihr Leiden nicht zeigen wollen, damit nicht auch wir leiden: Sie helfen uns.

7.

Reinkarnation, Auferstehung oder Wiederbelebung? – Hoffnungen und Verwirrungen

Auf die meisten Menschen im Westen üben die Vorstellungen von Karma und Reinkarnation eine große Anziehungskraft aus. Welche Unterschiede bestehen in diesem Zusammenhang zwischen Ost und West?

Jean-Yves Leloup: Die meisten Menschen im Westen sind zwar fasziniert von der Vorstellung der Reinkarnation, für die Menschen im Osten handelt es sich dabei aber um einen Gedanken, der ihnen wirklich angst macht. Ein alter weiser Mann sagte einmal einigen Westlern, denen viel daran gelegen war, ihr vergangenes Leben wiederzufinden beziehungsweise etwas über ihr zukünftiges Leben zu erfahren: »Ihr wollt etwas über eure vergangenen Leben erfahren? Schaut die Gegenwart an, denn der gegenwärtige Augenblick ist das Resultat eurer früheren Leben. Ihr wollt etwas über eure zukünftigen Leben herausfinden? Betrachtet den gegenwärtigen Augenblick, denn die Gegenwart ist die Ursache dessen, das nachher kommt. Arbeitet also am gegenwärtigen Augenblick.«
Das ist der Kernpunkt des Begriffs Karma, das nichts anderes ist als die Abfolge von Ursachen und Wirkungen. Je nach den gesetzten Handlungen sind die

Konsequenzen heilvoll oder unheilvoll. Wenn wir zum Beispiel in diesem Leben positive Handlungen setzen, dann werden sie bereits in diesem Leben, aber auch in dem, was das menschliche Wesen überdauern kann, positive Konsequenzen zeitigen.

Wir spüren sehr wohl, daß hinter der Frage nach der Reinkarnation eine andere Frage steht, die die Menschheit seit Anfang an verfolgt: die Frage nach der Gerechtigkeit. Warum geht es den Niederträchtigen und Bösen gut, während die Gerechten und Heiligen im Unglück leben?

Die Vorstellung der Reinkarnation, des Karma, der Verkettung von Ursache und Wirkung ist auf einem gewissen Niveau des Denkens Ausdruck des Bestrebens der Menschheit, dem, was ihr widerfährt – vor allem den absurdesten Ereignissen –, einen Sinn zu verleihen.

In Indien würde man sagen, daß der Glaube an die Reinkarnation ein volkstümlicher Glaube sei, ein *upāya*, ein »geschicktes Mittel«, das das uns widerfahrende Leiden erklären, ihm einen Sinn verleihen und es uns ermöglichen soll, uns dafür verantwortlich zu fühlen. Diese Vorstellung macht den Menschen für seine Taten verantwortlich und kann ihm damit helfen, sich zu entwickeln.

Es kann also nicht darum gehen, diesen Glauben *a priori* abzulehnen, sondern man muß ihn als eine Etappe in einem Prozeß der Reifung, der Reflexion des Denkens betrachten. Er stellt einen Versuch dar, den Ereignissen in unserem Leben einen Sinn zu verleihen.

Und die Auferstehung?

J.-Y. L.: In der indischen Tradition existiert eine scharfe Trennung zwischen den Begriffen »Reinkarnation« und »Auferstehung«.

Für einen Hindu, vor allem für einen hinduistischen Heiligen, besteht das letzte Ziel in der Auferstehung. Im Sanskrit sind diese beiden Begriffe übrigens unterschieden.

Es gibt den *punar janmam,* das heißt »den, der wiedergekommen ist«, der seinen Zyklus noch nicht vollendet hat und noch der Materie, dem Zeit-Raum verhaftet ist, der noch nicht in das reine Licht eingegangen ist und sich noch nicht mit dem Selbst vereint hat. Dann gibt es den *dvija,* der zweimal geboren ist, der also von neuem geboren, von oben geboren ist. Wir finden hier eine aus dem Evangelium bekannte Vorstellung wieder: das Konzept von *anothen,* was soviel bedeutet wie »von oben geboren«.

Es ist also sowohl in der hinduistischen als auch in der christlichen Tradition entscheidend, vor dem Tod wiederzuerstehen! Es geht nicht darum, nach dem Tode wiederaufzustehen… Jesus selbst ist wiederauferstanden, »bevor« er starb. Der Begriff des Evangeliums vom »ewigen Leben« erklärt dies gut: Wenn es ein ewiges Leben gibt, dann vorher, währenddessen und nachher! Das ewige Leben ist die Dimension der Ewigkeit, die im Herzen unseres sterblichen Lebens weilt.

In der indischen Tradition wird angemerkt, daß es Wesen gibt, die noch in der Welt der Reinkarnation (der »Re-in-Karnation«) leben, während andere bereits zu dieser Dimension ihrer selbst erwacht sind, die man »ewiges Leben«, das Nicht-Zeitliche, nennen könnte. Diese Wesen sind bereits »auferstanden«.

Reinkarnation und Auferstehung sind also zwei verschiedene Begriffe. Auch wenn in der christlichen Tradition der Aspekt der Auferstehung im Vordergrund steht, so darf man diesen Begriff jedoch keinesfalls im Sinne einer »Wiederbelebung« verstehen!

Lazarus zum Beispiel ist nicht wiederauferstanden oder wiedergeboren, sondern »wiederbelebt« worden...

Wenn man von dieser Ebene ausgeht, so würde ich sagen, daß die moderne Wissenschaft das gleiche schafft wie Jesus: Sie reanimiert viele Menschen, sie belebt sie wieder. Bei zahlreichen Christen besteht aber trotz allem eine gewisse Verwirrung, die sie Christus als eine Art Zombie sehen läßt, das heißt, sie sehen in ihm jemanden, der beerdigt wurde und dessen »Information« seinen Körper, nachdem sie ihn bereits verlassen hat, wieder belebt. Dieser Körper entsteigt dann dem Grab, sucht verschiedene Orte heim und provoziert dort entweder Panik oder wundersame Erscheinungen! Christus jedoch wurde nicht »wiederbelebt«, er ist auferstanden!

Er ist in eine ganz spezielle »Wellenlänge« aufgestiegen und von der Geschwindigkeit der Materie in die Lichtgeschwindigkeit übergegangen. Dieses Licht kann sich verdichten, um eine andere Form von Materie zu beleben und sich zu zeigen, wie zum Beispiel den Emmaus-Pilgern, Maria von Magdala und all den anderen. Diese »Wellenlänge« hat die Fähigkeit, in Verbindung mit Menschen zu treten, die sich noch in der materiellen Sphäre befinden.

All das habe ich nicht erfunden, ich zitiere lediglich Paulus, der in seinem ersten Brief an die Korinther (XV, 35) in Antwort auf folgende Frage schreibt: »Wie werden die Toten auferstehen, und mit was für einem Leib werden sie kommen? – Du Narr: [...] Und es gibt himmlische Körper und irdische Körper: aber eine andere Herrlichkeit haben die himmlischen und eine andere die irdischen.« Wir werden als psychischer Körper gesät (Paulus verwendet den Begriff »Psyche« für den psychosomatischen Körper, für den zusammengesetzten Körper, der sich auflöst und zum Leichnam wird), aber wir stehen als spiritueller, »pneumatischer« Körper auf, als Körper des Atems.
Wenn von einem Körper die Rede ist, ist es ganz wesentlich zu betonen, daß der Körper eine lebendige Seele, eine inkarnierte Seele ist. Ein Körper, der keine inkarnierte Seele ist, wäre nichts als ein Leichnam. Paulus sagt uns, daß wir zuallererst diese belebte Materie sind, daß diese belebte Materie aber dazu berufen ist, »pneumatisch« zu werden.
Der erste Mensch ist psychisch, aus der Erde hervorgegangen, irdisch, während der zweite vom Himmel kommt – er ist von oben geboren, er ist auferstanden. Wenn die Auferstehung eine Wahrheit darstellt, dann für einen Hindu genauso wie für einen Christen oder einen Atheisten, denn was wahr ist, ist für jedes menschliche Wesen wahr.
Diese Texte sagen uns, daß der Mensch nicht nur aus Materie und Psyche besteht, daß er nicht nur eine Ansammlung von Erinnerungen und ein genetischer Code ist und sich früher oder später zersetzt, sondern daß es in ihm auch einen Atem gibt, der ihn belebt und

in ihm wohnt. Und selbst in dem Augenblick, in dem sich dieser Atem zurückzieht, ist er in der Lage, eine andere Art von Materie, die nicht unseren Gesetzen der Schwerkraft unterliegt, zu beleben. Aus diesem Grund ist Christus imstande, in seinem auferstandenen Leib durch Wände zu gehen.

Wir könnten hier auch das Beispiel des heiligen Thomas anführen, der die Wunden Jesu berühren wollte. Jesus lädt Thomas ein, sich davon zu überzeugen, daß das, was er in seinem physischen Körper inkarniert hat, auch bestehenbleibt, wenn dieser stoffliche Körper begraben ist. Aber wenn wir den Text genauer lesen, dann erkennen wir, daß Thomas – trotz der Aufforderung seitens Jesu – die Wunden gar nicht berührt hat!

Zu Maria Magdalena sagt Jesus: »Halte mich nicht zurück!« Denn wenn sie ihn in seiner körperlichen Form, in der sie ihn gekannt hat, zurückhalten wollte, liefe sie Gefahr, die »pneumatische« Dimension, die er ebenfalls verkörpert, zu verfehlen.[1]

Viele Christen glauben nicht an die Auferstehung. Sie glauben jedoch an die Wiederbelebung Christi. Ich halte aber nichts davon, an einen Zombie zu glauben. Sie verpassen dadurch die ihnen hier gebotene Gelegenheit, schon in diesem Leben, in ihrem sterblichen, psychischen Körper, zum pneumatischen Körper zu erwachen, zu jenem geheimnisvollen Atem, der uns bei jedem Einatmen geschenkt wird und den wir bei jedem Ausatmen zurückgeben. Es existiert in uns etwas Unfaßbares, aus dem das Leben zu uns kommt und wohin das Leben zurückkehrt, und wir sind berufen, uns auf diese Erfahrung einzulassen.

Reinkarnation, Auferstehung, Wiederbelebung... das sind Worte, die heute Anlaß für eine gewisse Verwirrung geben.
In jedem Fall können wir sagen, daß sowohl im Christentum als im Hinduismus oder Buddhismus nicht eine Reinkarnation, sondern eine »Auferstehung« angestrebt wird. Wenn wir jedoch die spirituelle Erfahrung des »Pneuma« nicht gemacht haben, bleiben wir in der Welt von Zeit und Raum; und wie René Guenon gesagt hat, wollen wir in diesem Augenblick unsere Illusion verlängern – in der Zeit, in den vergangenen und zukünftigen Leben.
In der buddhistischen Tradition spricht man von relativer und absoluter Wahrheit. Die Reinkarnation ist Teil der relativen Wahrheit, das heißt der erklärenden Wahrheit, während die Auferstehung Teil der absoluten Wirklichkeit ist.
Aber es stimmt, daß es sich hier so lange um einen schwer zugänglichen Begriff handelt, solange man nicht selbst in das Herz unseres psychosomatischen Körpers, in diesen pneumatischen Körper, vorgedrungen ist.

Marie de Hennezel: Was Sie hier sagen, scheint mir ganz wesentlich zu sein. Die Bewegung der Palliativpflege und der Sterbebegleitung mißt der Tatsache, daß der Mensch bis ans Ende ein »Lebender« bleibt, deshalb so große Bedeutung bei, weil sie vorausahnt – und vielleicht wissen nicht alle, daß diese Vorahnung in einer jahrtausendealten Intuition wurzelt –, daß der eigentliche Tod in dieser passiven Identifikation mit der Biologie liegt. Das Jenseits ist nicht in einem zeitlichen Jenseits zu finden, sondern in einem Drinnen, in einer Transformation, einer Transmutation des »Ich«, die nur in einer radikalen Verinnerlichung erlebbar wird, wie Maurice Zundel[2] sagt. Indem wir uns wandeln und uns von unseren Abhängigkeiten lösen, können wir unseren »wahren Körper« erschaffen.

Können Sie erläutern, was Sie mit dieser »pneumatischen Erfahrung« meinen?

J.-Y. L.: Ich gehe von einer Erfahrung aus, die ich vor einigen Jahren gemacht habe und die mich in gewisser Weise »geöffnet« hat. Es war eine Erfahrung des »klinischen Todes«.[3] Diese Erfahrung hat mich dazu geführt, mich nicht mehr mit meinem psychosomatischen Körper zu identifizieren. Ich wurde mir bewußt, daß ich dieser psychosomatische Körper bin, der eine gewisse Anzahl von Ursache-Wirkung-Verkettungen durchlebt hat, aber es gab etwas in mir, was nicht diesem Gesetz von Ursache und Wirkung unterlag und was der heilige Paulus den »pneumatischen Körper« nennt. Die indische Tradition spricht hingegen von »Neugeburt«.

Ich denke an die schönen Worte von Ramana Maharshi, dem einmal folgende Frage gestellt wurde: »Wohin gehen Sie nach Ihrem Tod?« Während wir uns eine Information über die Leben nach dem Tod erhofften, antwortete er ganz einfach: »Nach meinem Tod gehe ich dorthin, wo ich schon immer war. Ich gehe dorthin, wo ich bin.«

Aber wir sind psychische Wesen, mit einem Gehirn, das binär funktioniert und nur die Gesetze von Ursache und Wirkung versteht. Für viele Zeitgenossen ist die Reinkarnation die Erklärungsvariante, die sie angesichts aller Ungerechtigkeiten und Leiden zu befriedigen und besänftigen vermag.

Es geht also nicht darum, für oder gegen die Reinkarnation zu sein – oder für die Auferstehung und gegen die Reinkarnation. Wir sollten verstehen, daß wir in unserer Evolution, in unserer Art und Weise, das uns Widerfahrende zu rechtfertigen, zwar immer eine Erklärung auf psychischer Ebene suchen – und die Erklärung durch die Reinkarnation wirkt beruhigend –, darüber hinaus aber auch Erfahrungen leben können, die unser Herz öffnen, die unseren Geist für eine andere Dimension öffnen und uns auf eine andere Frequenz einstimmen. An diesem Punkt ist jede Erklärung, die sich auf die Reinkarnation beruft, hinfällig, da sie nicht mehr nützlich ist. So wird verständlich, warum sowohl Guénon als auch die großen Traditionen sagen können, daß all jene Erklärungen, die sich der Vorstellung der Reinkarnation bedienen, Teil der relativen Wirklichkeit und nicht der absoluten Wirklichkeit sind.

Wenn wir uns schon im Relativen bewegen, so sollten wir auch relative Erklärungen akzeptieren, ohne uns in sie einzuschließen und vor allem ohne sie zum Dogma zu erheben! Manche Menschen im Westen (die nicht das kollektive Unbewußte der Hindus oder Buddhisten teilen) machen aus der Reinkarnation eine Art Dogma. Sie verfehlen dadurch den Geist, aus dem diese Lehre – übrigens relativ spät[4] – entstanden ist.

Diese »Auferstehung« wurde also dank der Erfahrung des klinischen Todes möglich. Ist dies der einzige Weg?

J.-Y. L.: Ich hoffe nicht! Man sollte vor allem nicht den Fehler begehen, einen Menschen auf eine persönliche Erfahrung zu reduzieren, aber für den Ungläubigen, den Hoffnungslosen, der ich damals war, ging die Öffnung meines psychischen Wesens hin zu einer anderen Dimension über diese Erfahrung. Für mich war das der Beginn dessen, was man eine spirituelle Suche nennen könnte. Von diesem Augenblick an war mir klar, daß eine andere als die räumlich-zeitliche Wirklichkeit existiert. Für mich ist die Meditation deshalb so wichtig, weil ich beim Meditieren versuche, einen Nachhall des Zustandes, den ich während dieses klinischen Todes erlebt habe, zu finden. Ich versuche, dieses »Klare Licht« wiederzufinden. Aber das Wort »Licht« ist selbst eine Metapher, denn das Licht, das wir kennen, ist das Gegenteil von Dunkelheit, während es sich bei diesem Licht um etwas handelt, was jenseits von Tag und Nacht, jenseits der Gegensätze, des Binären angesiedelt ist! Man kann im Grunde gar nicht über diese Erfahrung »sprechen«, denn sobald unser Gehirn spricht, spricht es in der Sprache des Binären!

Es ist jedoch absolut nicht notwendig, eine derartige Extremerfahrung zu durchleben, um die Erfahrung dieser »pneumatischen« oder geistigen Dimension zu machen. Es genügt, zutiefst menschlich zu sein. Vielleicht muß man sich bloß hinsetzen, seine Gedanken, seine Emotionen zur Ruhe bringen, den Körper still werden lassen und unser psychosomatisches Wesen für diese Dimension der »Herrlichkeit unseres Körpers«, des auferstandenen Körpers, öffnen, die bereits in jedem von uns keimt. Vielleicht ist es genug, unsere Schwere dem unendlich Leichten zu öffnen.

Die Zeit des Lebens, die Zeit unseres physischen Körpers ist vielleicht dieser Kokon, in dem der Schmetterling, der wir eigentlich sind, heranreift. Manchmal spüren wir in unserem Körper dieses »Kribbeln der Flügel«... Dies sind Augenblicke der Kontemplation, der Schönheit. Die Raupe, die wir sind, hört schon das Herz des Schmetterlings, der wir auch sind, schlagen, und manchmal kann es schon passieren, daß wir uns in diesem Körper, in diesen Worten, in unseren kleinen Gefühlen, unseren kleinen Lieben sehr beengt fühlen...

Wie ich in *L'Absurde et la grâce* erzähle, schien es mir an einem bestimmten Punkt meiner persönlichen Erfahrung, als wäre der Vogel aus seinem Käfig entflogen, als hätte er sich aus dieser Form befreit, die ihm zu große Schmerzen zufügte, die ihn einsperrte. Und dann war es, als hätte das »Fliegen« den Vogel verlassen!

Wenn ich davon spreche, daß dieses Fliegen den Vogel verlassen hat, dann bedeutet das, daß nichts als der Raum zurückblieb, und da konnte ich nicht anders als zu verstummen. Nachher war ich wieder in der Lage, Worte damit zu verbinden, ich sprach von Licht und so weiter. Aber in diesem Augenblick ist das Fliegen wieder in den Vogel zurückgekehrt, und der Vogel sitzt wieder in seinem Käfig...

Das ist also die Geschichte, die das Unsagbare erzählt...!

M. d. H.: Sie verwenden sehr oft das Wort »spüren«. Ich persönlich glaube, daß es überhaupt nicht notwendig ist, die Erfahrung des bevorstehenden Todes oder eines klinischen Todes zu machen, um zu »spüren«, daß wir nicht identisch sind mit unserem zukünftigen Leichnam, sondern in Wirklichkeit eine »beseelte Körperlichkeit«[5] sind. Wir sind diese lebendige Seele, diese belebte Materie, dieser geistige Körper, und das ist etwas, was wir lernen können zu entdecken, indem wir unsere Wahrnehmungsfähigkeit schulen. Es ist erstaunlich, wie sehr wir in unserer heutigen Welt diese Fähigkeit zu »spüren« bereits verloren haben.

Diese Fähigkeit, die jedoch jeder von uns besitzt, scheint bei den meisten von uns vollkommen verkümmert und unterentwickelt zu sein. Wir erleben also unseren Körper als einen Körper, den wir besitzen – wir erleben ihn also gewissermaßen als ein Ding –, aber wir »sind« nicht dieser Körper. Wir sind in ihm nicht wirklich heimisch.

Identifizieren wir uns mit unserem zukünftigen Leichnam, oder ist der Körper jene »Tastatur des Geistes«, von der Maurice Zundel spricht, die uns zu zeigen vermag, wer wir sind, die zum Ausdruck bringen kann, was ihn belebt, und die spürt, wie der Strom des inneren Lebens sie durchströmt? Indem wir unseren Objekt-Körper in eine »belebte Körperlichkeit« transformieren, vermenschlichen wir unseren Körper und machen bei Lebzeiten die Erfahrung dieser inneren Freiheit, daß unser Körper ein offener, räumlicher Körper ist – für die einen ist er der Körper des Lichts, für die anderen der Körper in seiner Essenz.

Im Moment des Sterbens sind die Menschen vielleicht sensibler denn je für eine derartige Transformation. Wir wissen, wie sehr sich ihre Wahrnehmung von Raum und Zeit verändert und wie sehr sie alles wahrnehmen und fühlen: die Angst, den Geisteszustand der Menschen, die sich ihnen nähern. Manche lesen die Gedanken der anderen oder sehen rund um sich herum, was unseren Augen verborgen bleibt.

J.-Y. L.: Im Christentum spricht man in diesem Zusammenhang vom Erwachen der »spirituellen Sinne«. Zum Beispiel erinnern uns sowohl Origenes als auch Symeon der neue Theologe daran, daß wir nicht nur einen Körper haben, den wir mit unseren »groben« Sinnen benutzen können, sondern daß in uns auch spirituelle Sinne leben, die es zu erwecken gilt.
Ich denke hier auch an die Tapisserie der *Dame mit dem Einhorn*, in der die fünf Sinne dargestellt sind und die Rilke oft zu betrachten pflegte. Der Dichter erweckte so seine spirituellen Sinne, das, was wir auch »Herrlichkeit seines Körpers« nennen könnten. Im Hebräischen wird dieser Aspekt *kavod*[6] genannt: es ist der bewohnte Körper, der von der Präsenz bewohnte Körper. Deswegen erwachen auch die spirituellen Sinne des Kranken, wenn er schließlich in seinem inneren Körper angelangt ist. Dann kann er hören, sehen, fühlen ... er kann in seiner wesenhaften »Gegenwart« sein. Das Erwecken dieser spirituellen Sinne sollte eigentlich Teil unserer Erziehung sein – lange vor unserer Todesstunde.
Unsere Angst vor dem Tod ist proportional zu unserer Angst vor der Liebe. Unsere Beziehungen zwischen

Mann und Frau sind viel zu oft Beziehungen zwischen zwei physischen Körpern (es begegnen sich unsere Leichname...) oder zwei psychischen Körpern (in diesem Fall begegnen sich unsere Probleme), aber sie bieten uns zu selten die Gelegenheit, uns in unseren »pneumatischen« Körpern zu begegnen. Aber nicht nur in der Sterbebegleitung ist es notwendig, jenseits unseres Körpers zu gelangen, um wirklich wir »selbst« sein zu können: Auch in unseren Liebesbeziehungen und unseren täglichen Begegnungen mit Menschen könnte uns diese Haltung förderlich sein.

M. d. H.: Wenn man von spirituellen Sinnen spricht, so birgt dies eine gewisse Gefahr: Wir könnten glauben, daß manche diese Sinne besitzen und andere nicht. Es besitzt jedoch jedes menschliche Wesen von Geburt an die Fähigkeit, sich zu öffnen, da zu sein, Kontakt herzustellen.

J.-Y. L.: Es ist richtig zu präzisieren, daß diese Sinnesfähigkeit Teil des Potentials eines jeden Menschen ist. Sie ist nicht Teil der Gnade - im allgemein gebräuchlichen Sinn des Wortes –, sondern Ausdruck der »einfachen« Gnade des Seins, der Gnade, ein Mensch mit offenen Sinnen zu sein.

M. d. H.: Um uns jedoch dieser »Sinnlichkeit« öffnen zu können, müssen wir uns sicher fühlen. Der Grund, warum wir diese Wahrnehmungsfähigkeit nicht entwickeln, ist unsere Angst! Schauen Sie nur, was mit einem Säugling passiert, der nichts als Offenheit ist. Er verschließt nach und nach seine Fähigkeiten, zu fühlen und sich zu öffnen, wenn das Vertrauen, das er den anderen entgegenbringt, nicht honoriert wird. Dieses Offensein sieht sich oft durch die Art und Weise, wie sich Erwachsene dem Kind nähern, betrogen. Also wird der Säugling langsam mißtrauisch und entwickelt eine Art Alarmbereitschaft. Wir alle bringen der Welt um uns herum, die uns verletzen und uns angreifen kann, ein gewisses Mißtrauen entgegen. Der Schlüssel zum Wiedererwecken dieser Fähigkeit zu fühlen ist in Wirklichkeit die Sicherheit, das Vertrauen: Wir müssen darauf vertrauen können, daß wir als Mensch, so wie wir sind, akzeptiert werden. In der Sterbebegleitung ist es von fundamentaler Bedeutung, daß es uns gelingt, den anderen so anzunehmen, wie er ist.

8.

Jenseits des Todes – Moderner Mythos und religiöse Traditionen

Die meisten Menschen, die durch die Erfahrung des klinischen Todes gegangen sind, berichten, daß sie mit neuem Vertrauen, mit einem echten Gefühl der Sicherheit »zurückkommen«. Sie haben tatsächlich keine Angst mehr... Macht uns die Erfahrung des bevorstehenden Todes vielleicht empfänglich für eine völlig neue Form von Wahrnehmung?

Marie de Hennezel: Ja, denn es handelt sich dabei um eine echte Erfahrung und nicht um Vorstellungen oder um ein Dogma, und die Menschen, die über eine derartige Erfahrung berichten, haben sie tatsächlich durchlebt. Gleich, wie man den Sinn einer solchen Erfahrung interpretiert, sie hat einen Wert an sich, da sie aufs tiefste erlebt wurde. Die Menschen kommen wie verwandelt zurück, sie sind ruhiger und sich selbst und dem Wesentlichen viel näher. Es ist, als hätten sie endlich entdeckt, was im Leben wirklich zählt, denn sie haben dabei die Erfahrung gemacht, daß sie sich nicht mehr mit ihrem physischen Körper identifizieren müssen, der letzten Endes nicht mehr als eine Hülle ist.
Die Metapher von der Raupe und dem Schmetterling, die wir Elisabeth Kübler-Ross verdanken, geht genau in diese Richtung. Die wirkliche Dimension des Seins ist nicht an den physischen Körper gebunden: Oft

sehen die Menschen im Zuge solcher Erfahrungen ihren Körper aus der Entfernung, haben aber trotzdem das Gefühl, auch außerhalb dieses Körpers ganz und unversehrt zu sein. Sie nehmen ihren »pneumatischen« Körper tatsächlich auf zutiefst sinnliche Art und Weise wahr. Diese Erfahrung ist vor allem deshalb so wichtig, weil sie Auswirkungen auf das weitere Leben hat. Den meisten Menschen nimmt sie jede Angst vor dem Sterben und führt zu einer Haltung des Vertrauens, die es ihnen erlaubt, sich viel stärker auf das Leben einzulassen.

Wir dürfen aber nicht vergessen, daß diese Übergänge manchen Menschen nicht leichtfallen, denn man muß ja trotz allem akzeptieren, in die Begrenzungen dieses physischen Körpers zurückzukommen. Manchmal ist die Erfahrung derart schön und stark – sie kommt in dieser Hinsicht einer mystischen Erfahrung gleich –, daß die Rückkehr in unsere Wirklichkeit mit all ihren Beschränkungen als schmerzvoll und einengend erlebt wird.

Diese Erfahrung hat heutzutage fast die Rolle eines modernen Mythos übernommen, ein wissenschaftlicher, weniger traditioneller Mythos, der nicht mit religiösen Konnotationen behaftet ist. Man merkt, daß jene Menschen, die sich von den großen spirituellen Traditionen entfernt haben, sich von dieser Art der Erfahrung angezogen fühlen. Hin und wieder beziehe ich mich deshalb bei Menschen, die sich keiner Tradition zugehörig fühlen und angesichts des Todes einen Angstzustand durchleben, auf diese Erfahrungen der Todesnähe, denn dieser moderne Mythos kann es einem Menschen ermöglichen, eine Verbindung mit irgendeiner Art von Transzendenz herzustellen. Es ist ein Mythos, der beruhigt, vielleicht, weil wir in den tiefsten Winkeln unseres Seins wissen, daß wir uns nicht auf den Leichnam, der wir einmal sein werden, reduzieren lassen können. Unser Unbewußtes scheint dies zu wissen, denn wie schon Freud festgestellt hat, kennt es offensichtlich den Tod nicht.

Unser Unbewußtes glaubt nicht an den Tod, denn für das Unbewußte ist der Tod nicht vorstellbar. Wir sollten auch bedenken, daß die Erfahrung der Todesnähe manchmal jenen Erfahrungen ähnelt, die wir im Traum machen: Manchmal träumen wir, wir seien tot; dann sind wir bei unserem eigenen Tod dabei, aber als Zuschauer. Ausgehend von dieser Feststellung hat Freud in *Zeitgemäßes über Krieg und Tod* geschrieben, daß wir in unserem Unbewußten unserer Unsterblichkeit gewahr sind.

Es ist uns allen schon passiert, daß wir geträumt haben, tot zu sein und gleichzeitig nicht tot zu sein. Diese Träume zeichnen sich durch eine so große sinnliche Intensität aus, daß es fast ist, als teilten sie uns etwas Reales mit. Übrigens erhalten Menschen, die im Sterben liegen, in ihren Träumen oft Botschaften, die eben diesen pneumatischen Körper betreffen.

Jean-Yves Leloup: Manchmal ist es besser, nicht von einem »pneumatischen« Körper zu sprechen, sondern von einem »Traumkörper« – nicht von einem geträumten oder phantasierten Körper, sondern tatsächlich von einem Traumkörper, denn der Traum besitzt eine gewisse sinnliche Qualität, und zwar sowohl im Körper als auch außerhalb des Körpers.

M. d. H.: Georges Haldas hat einen treffenden Ausdruck geprägt: Er spricht vom »inneren« Körper... Es ist ein von innen aus wahrgenommener Körper, der nichts mit dem Körper zu tun hat, den wir von außen wahrnehmen...

J.-Y. L.: Darauf spielt auch der heilige Paulus an, wenn er von *eso anthropon* spricht, vom »inneren Menschen«. Er spricht auch vom »verborgenen Menschen des Herzens«, der dem Bild vom verborgenen Gott, vom *deus asconditus*, nachempfunden ist. Der unbekannte Mensch, der geheime Mensch... Wir leben im Geheimnis unseres Menschseins, und jeder Mensch, ob er nun gläubig ist oder nicht, trägt in sich dieses Geheimnis. In diesem Geheimnis finden wir das Vertrauen wieder. Das verlorene Paradies ist nichts anderes als dieses verlorene Vertrauen.
Für mich persönlich bedeutete meine Erfahrung des klinischen Todes, ein seit langem, wahrscheinlich seit meiner Geburt, verlorengegangenes Vertrauen wiederzufinden. Aus diesem Grund mache ich manchmal die scherzhafte Bemerkung, daß es wirklich wichtig ist, einmal im Leben zu sterben... daß ich zum Beispiel keine Lust mehr habe mich umzubringen, seit ich einmal gestorben bin! Ich bin noch immer genauso verzweifelt wie früher, aber ich denke nicht mehr daran, mich umzubringen. Egal, was passiert, egal, was mir zustößt, dieses Leben ist jetzt einfach da, und dieses Leben ist nicht ich. Mein »Ich« macht weiterhin die unterschiedlichsten Erfahrungen, aber jetzt ist da dieses wiedergefundene Vertrauen, und das ist frei von Erwartungen. Wir, die wir in unseren Plänen oder unse-

ren Sehnsüchten gefangen sind, können uns in Menschen verwandeln, die offen sind für ihre Geheimnisse.
Es stimmt aber auch (und wir sprechen viel zu selten davon), daß die Erfahrungen der Todesnähe nicht immer positiver Natur sein müssen, ja, sie können sogar negativ sein. Das kommt wirklich vor, ich habe mehrmals solche Berichte gehört... Was mich dabei verblüfft, ist, daß diese »modernen« Erfahrungen sich mit jenen Erfahrungen decken, die in den alten *Ars moriendi* beschrieben sind, gleich, ob es sich nun um das »Tibetische Totenbuch« oder um die christlichen *Ars moriendi* handelt. Darin ist immer wieder vom Eintreten in einen »Zwischenzustand« die Rede, in dem man manchmal sowohl friedlichen als auch rasenden Gottheiten begegnet. Diese »Gottheiten« haben natürlich etwas mit unserem Unbewußten zu tun, mit Erinnerungen, die wir nicht in uns haben integrieren können. Manche Menschen gelangen im Zuge einer Nahtoderfahrung nicht bis zu jenem »Klaren Licht«, zur Vergebung, zum Zustand reinen Vertrauens, sie bleiben in dieser Zwischenwelt hängen, aus der sie dann verängstigt zurückkehren. Es ist übrigens die Angst, die sie wieder zurücktreibt... Diese Menschen brauchen eine ganz spezielle Form von Begleitung, die es ihnen erlaubt, ihre Grenzen und den Sinn ihrer Erfahrung zu akzeptieren. Man muß ihnen helfen zu verstehen, daß das, was sie erwartet, in Wirklichkeit nicht so erschreckend ist. Wir sprechen viel zu selten von diesen negativen Nahtoderfahrungen...

M. d. H.: Handelt es sich in solchen Fällen aber wirklich um eine echte Nahtoderfahrung? Tauchen bei solchen Erfahrungen nicht vielmehr die Schatten auf? Das ganze verdrängte Unbewußte?

J.-Y. L.: Ja, natürlich ist das ein Auftauchen der Schatten, aber die Menschen bleiben in diesen Schatten geradezu stecken. Wir erinnern uns alle an die Berichte von einem Tunnel, die Raymond Moody anführt, aber wir wissen nicht, daß man in diesem Tunnel auch steckenbleiben kann... Wir durchleben zwar eine Nahtoderfahrung, aber eine, die unglücklicherweise nicht in das mündet, was wir das »große Licht« nennen.
Genauso gibt es Psychotiker, die sich weder in der physischen Welt noch in der spirituellen Welt befinden, sondern eben in dieser Zwischenwelt. Die Rolle des Therapeuten besteht in diesen Fällen darin, sie einerseits auf die Erde zurückzuholen und sie andererseits für eine wirkliche spirituelle Dimension zu öffnen.
Heute kommt es immer wieder zu einer Verwechslung dieser psychischen Zwischenwelt mit der spirituellen Welt. Manchmal werden sogar Erfahrungen, die dieser psychischen Zwischenebene angehören, als spirituelle Erfahrungen gewertet, obwohl sie überhaupt nichts mit einer geistigen Ebene zu tun haben. Vielleicht verlassen wir bei einer solchen Erfahrung diese physische, psychosomatische Welt (und zum Psychosomatischen zählen für mich auch das individuelle und das kollektive Unbewußte), aber das ist etwas grundsätzlich anderes als eine rein spirituelle Erfahrung. Es ist ein Auf-

tauchen des persönlichen und kollektiven Schattens (und gleichzeitig auch gewisser Mächte, die sich in der Welt dieser »Zwischengeister« befinden), aber das darf nicht mit der spirituellen Welt gleichgesetzt werden! Diese Zwischenwelt birgt sowohl positive als auch negative Aspekte: Man findet dort gute und böse Engel, friedliche oder rasende Gottheiten, positive und negative Schwingungen. Egal, welche Erklärung wir dafür finden, diese Zwischenwelt ist nichtsdestotrotz immer eine Welt der Illusion. Sie ist ein anderer Zeit-Raum, aber sie ist nicht die spirituelle, pneumatische Welt; sie ist nicht die Welt der Ewigkeit.
Heute würden uns manche nur allzu gern einen »kleinen Spaziergang außerhalb des Körpers« – der aber nichts anderes als eine Erfahrung auf rein psychischer Ebene ist – als spirituelle Erfahrung verkaufen...

Ob man nun den modernen Mythos oder die religiöse Tradition bevorzugt – findet man in beiden Fällen dieses verlorengegangene Vertrauen wieder?

J.-Y. L.: Was man heute entdeckt, hat schon immer existiert. Es ist also völlig normal, daß diese Erfahrung noch immer ihre Aktualität hat. Wenn Plutarch davon spricht, daß jeder Mensch im Augenblick des Todes jenen Zustand erlangt, der Menschen, die die höchsten Einweihungen erhalten haben, vertraut ist, dann um uns daran zu erinnern, daß wir im Moment des Todes in ein Bewußtsein eintreten, das nicht von Konzepten, Vorstellungen und Bildern bestimmt ist. Was ein Mensch, der sich auf einem Weg der Verinnerlichung befindet, bereits vor seinem Tod erleben kann, kann auch ein Mensch, der sich keiner derartigen Vorbereitung unterzogen hat, im Moment seines Todes erleben. Es existiert keine andere Realität als die Realität, und diese Realität können wir glücklicherweise erfahren, bevor wir sterben. Die Rolle der großen spirituellen Traditionen, seien es nun östliche oder westliche, besteht darin, dem Menschen in Momenten des Schmerzes und der Identifikation mit dem eigenen Körper diese innere Dimension seines Wesens in Erinnerung zu rufen. Beim Vorlesen des *Bardo Thödol* spricht der Lama folgende Worte: »Oh Kind edler Familie, fürchte dich nicht...« Fürchte dich nicht vor dem, was aus deinem Unbewußten an die Oberfläche drängt. Bleibe aber auch nicht bei den Augenblicken des Genusses stehen... denn wir müssen sowohl das, was uns angst macht, als auch das, was uns anzieht, transzendieren. Im *Bardo Thödol* finden sich einige wunderbare Stellen, die uns helfen, aus dieser Haltung des Anhaftens und Ablehnens herauszufinden. Wir dürfen uns weder von etwas anziehen noch von etwas abstoßen lassen, sondern müssen in das »Klare Licht« eintreten.

Im Evangelium des heiligen Johannes spricht man vom Licht *phos*, das jeden Menschen, der auf diese Welt kommt, erleuchtet. Die Wendung »jeder Mensch« bekräftigt, daß dieses Licht nicht den Christen allein vorbehalten ist, sondern jeder Mensch von ihm erhellt wird. Der Augenblick des Todes ist jener Moment, in dem unser Bewußtsein die Reinheit dieses Lichts nicht mehr in Form von Konzepten, Bildern oder Empfindungen wiedergibt. Es handelt sich also um ein offenes, unbehindertes Bewußtsein...

Aber es geschieht nur selten, daß wir während unseres Lebens dieses unbehinderte Bewußtsein kennenlernen. Wenn wir bewußt sind, dann sind wir uns immer irgendeiner Sache bewußt, während es hier darum geht, in ein Bewußtsein einzutreten, das sich keines Dinges bewußt ist, auch nicht dieser Zwischenwelten; es handelt sich darum, in ein »reines Bewußtsein« einzutreten. Es ist dies das Bewußtsein, das sich selbst erlebt. Das Wort »Licht« ist bloß eine Metapher, eine Ikone dieser Realität. Gewisse subtile Wahrnehmungen sind nichts als Echos dieser Realität, aber immerhin sind sie Echos...

Um auf Ihre Frage bezüglich der Nahtoderfahrungen zurückzukommen: Diese »wilde« Erfahrung der Öffnung des Bewußtseins hin zu einem mehr inneren Bewußtsein ist ein Phänomen unserer Zeit, das im Grunde bloß auf etwas hinweist, was seit jeher existiert. Aber sobald »das, was seit jeher existiert« in Worten oder Konzepten fixiert wird, läuft es Gefahr zu erstarren. Infolgedessen verstärken manche Lehren dieses Festgefahrensein nur noch mehr, statt uns den Zugang zu einem offenen Bewußtsein zu ermöglichen und zu erleichtern. Manchmal kann eine Religion, die ja eigentlich ein Weg sein sollte, zu einem Hindernis werden, und manche Lehren denken für uns, sie indoktrinieren uns, sie nehmen unserem Denken jeden Bewegungsspielraum, ja, sie berauben uns der Freiheit zum Denken!

Das große Privileg des Todes besteht letzten Endes darin, uns von allen Doktrinen zu erlösen. Ich denke immer wieder an das, was mir der Dalai Lama geantwortet hat, als ich ihn fragte, welche denn die beste

Religion sei und welche mir am besten helfen könnte zu sterben. Er antwortete mir: »Die beste Religion ist die, die dich besser machen kann.« Die beste Praxis ist die Praxis, die uns am stärksten zu öffnen vermag. Gleich, ob wir Buddhisten, Christen oder etwas anderes sind – es geht darum, ein kleines bißchen menschlicher zu werden!

9.

Die letzten Augenblicke vor dem Sterben: die sechs Phasen der Agonie

Eine besondere Phase im Sterbeprozeß stellen die letzten Augenblicke vor dem Tod dar.
Existieren in den großen Texten der Menschheit Schriften, die uns helfen können, Sterbende in dieser Zeit zu verstehen und zu begleiten?

Jean-Yves Leloup: Zwei große heilige Texte beschäftigen sich mit dieser letzten Phase des Sterbeprozesses, der Agonie. Es handelt sich dabei um das *Bardo Thödol*, von dem wir bereits gesprochen haben, und um das *Ars moriendi* aus dem Jahr 1492. Dieser letzte Text ist weniger bekannt als der buddhistische, wahrscheinlich, weil er uns zu nahe und zu vertraut ist! Es ist jedoch interessant, hier näher darauf einzugehen, weil dieser Text einiges zu diesem letzten Kampf vor dem Tod zu sagen hat.
Vom Standpunkt des Beobachters aus betrachtet, scheinen diese letzten Momente ein schmerzhafter Kampf zu sein, während dessen sich der Mensch weigert zu sterben und verzweifelt versucht, sich ans dahinschwindende Leben zu klammern. Nur wenige Menschen durchleben dieses Stadium gelassen, ohne vorher alle möglichen Seelenzustände durchlaufen zu haben. Von einem psychologischen Blickwinkel spricht man von der Wiederkehr des Verdrängten, des

Unbewußten. Im mittelalterlichen Text des *Ars moriendi* wird der Begriff *agonia* vom Wort *peirasmos* begleitet, was soviel wie »Versuchung« oder, exakter, »Prüfung« bedeutet. Diese letzte Phase ist also auch ein Augenblick der Prüfung, der Versuchung: Der Mensch wird verschiedenen Stufen von Prüfungen ausgesetzt.

Im *Ars moriendi* werden verschiedene Prüfungen beschrieben, die man durchlaufen muß. Dieser Text kann uns helfen, uns aufs Sterben vorzubereiten, er kann uns aber auch helfen, einen Sterbenden zu begleiten, weil wir dank seiner Hilfe verstehen können, welcher Prüfung er sich gerade unterziehen muß. Darüber hinaus kann er uns auch daran erinnern, daß wir selbst diese Prüfungen über uns ergehen lassen müssen: diese *peirasmos*, diese Versuchungen, die uns in unseren verschiedenen Elementen, die unser menschliches Sein ausmachen, in unserem Glauben, unserer Hoffnung und unserem Anhaften in Frage stellen ... Alle diese Bausteine unseres Seins können im Lichte dieser Schriften einen neuen Sinn gewinnen.

Was wir als Kampf zwischen dem Ich und dem Selbst – zwischen dem Ich, das sich mit dem Körper, mit den Erinnerungen identifiziert, und dem Selbst, das die Gegenwart dieses inneren Atems ist, der uns jenseits von uns trägt – interpretieren könnten, wird hier in der symbolischen Sprache der damaligen Zeit als Kampf zwischen unserem Engel des Lichtes und unserem Engel der Dunkelheit beschrieben. Im übrigen finden wir hier das wieder, was das *Bardo Thödol* als friedliche beziehungsweise rasende Gottheiten beschreibt! Wie auch die einzelnen von Elisabeth Kübler-Ross beschriebenen Stadien des Sterbeprozesses nicht notwendigerweise in der angegebenen Reihenfolge aufeinanderfolgen müssen, so können auch die Prüfungen des *Ars moriendi* in einer anderen Reihenfolge durchlaufen werden. Wir werden übrigens etwas später sehen, welche Entsprechungen zwischen dieser mittelalterlichen Kunst des Sterbens und dem Prozeß, den Kübler-Ross in unserer Zeit beschrieben hat, bestehen.

Welche Prüfungen durchläuft ein Sterbender nun im einzelnen?

J.-Y. L.: Die erste Prüfung ist der Zweifel.
Es ist der Zweifel, der die Mühsal unserer Existenz, die ganze Liebe, die wir gegeben haben, vollkommen in Frage stellt und sich in Fragen wie »Wozu das Ganze?«, »Wozu war das gut?«, »Hat das alles einen Sinn?« ausdrückt. Es ist der Zweifel, der den befällt, der sich einredet, daß er sich nur Geschichten erzählt: »Es gibt nichts anderes..., ich bin nichts als ein sterbliches Wesen, ein zusammengesetztes Wesen, das sich bald in seine Bestandteile auflösen wird..., alles, was die Priester, Pastoren und die Pfleger mir sagen, alles, was ich in den Büchern über das Leben nach dem Tod gelesen habe, das alles stimmt nicht!«
Dieser Zweifel nimmt den Sterbenden fast körperlich in Besitz; Geist, Herz und Körper, die alle nichts vom Licht, von einem Raum, der sich öffnet, hören wollen, verfallen in eine tiefe Nacht... Der Mensch verengt sich, er verschließt sich. Dieser Zustand ist wirklich

»höllisch«, denn die Hölle bedeutet, in sich selbst eingeschlossen zu sein, eingeschlossen in einen besonderen Bewußtseinszustand, ins Leiden...

Im Text des *Ars moriendi* äußert sich dieser Zweifel auf körperlicher Ebene in einer bestimmten Form von Grinsen oder Kichern. Bei manchen Menschen, denen man ein »gutes Wort«, ein Wort des Segens, sagen möchte, kann man dieses Kichern hören, und es läßt einem die Haare zu Berge stehen. Etwas in uns »kichert«, und das Gesicht selbst wird zu diesem Grinsen und Kichern. Es handelt sich um eine Art von Geist, der uns in diesen Augenblicken heimsuchen kann, aber auf der anderen Seite ist da der andere Engel, der andere Geist. Der Betreuer muß sich also mit diesem guten Engel »verbünden«.

Dieser gute Engel ist der Engel des Glaubens, denn angesichts des Zweifels ist es wichtig, daß wir eine Haltung des Glaubens einnehmen. Im Griechischen heißt Glaube *pistis*; im Hebräischen hat das Wort dieselbe Etymologie wie das Wort »Amen«, was soviel bedeutet wie »ich bekenne mich«. Ich bekenne mich zu dem, was ist. Es handelt sich also darum, in der Gegenwart eines Menschen, der die Abgründe des Zweifels erlebt, Vertrauen in das Wirkliche, das den anderen trägt und das wir Atem oder Geist nennen, zu bewahren.

Es geht nicht darum, sich mit dem Sterbenden zu identifizieren, sondern darum, sich mit dem Atem zu identifizieren, mit diesem Leben, das weitergeht, auch wenn man keinen Körper mehr hat, der dieses Leben manifestieren könnte, und sich dazu zu bekennen. Das Wort »glauben« bedeutet, sich zum Wirklichen zu bekennen, zu dem, was ist.

In diesem Augenblick des Todes ist das Wirkliche nicht nur das wahrnehmbare, zusammengesetzte, fragile Wirkliche; es ist auch diese große Wirklichkeit, die meinem Leben und meinem Körper Form verleiht und es mir erlaubt hat zu leben. Es geht darum, dem Blick, der Intelligenz, dem Herzen eine Richtung zu geben in diesem Akt des Mich-Bekennens zu dem, was in mir lebendiger ist als ich. Es geht darum, mich zu dem zu bekennen, was nicht sterblich ist.
Dies ist der erste Kampf, die erste Prüfung in dieser letzten Phase des Lebens. Aber wir brauchen nicht auf den Tod zu warten, um zu erfahren, daß es Tage gibt, an denen uns solche Prüfungen zerreißen und weh tun und der Akt des Glaubens durchaus ein Akt der Befreiung sein kann. Denn nichts und niemand kann uns zwingen zu glauben. Und wenn wir uns in der Gegenwart eines Menschen befinden, der kichert, wenn wir unserer Ohnmacht ganz deutlich gewahr sind, dann spüren wir auch, wie wichtig es ist, als Zeuge da zu sein. Wir müssen es dem Sterbenden erlauben, seine Zweifel zu haben, während wir selbst im Atem, in diesem Frieden, in dieser Gewißheit verwurzelt sind: Die Wirklichkeit ist mehr als der Körper, der stirbt.
Dies kann aber nicht verhindern, daß ein Kampf stattfindet, und den können wir auch am Gesicht des Sterbenden ablesen. Wir können sehen, wie er das Gesicht verzieht, nein sagt, die Fäuste ballt, ja, uns zurückstößt. Ich erinnere mich daran, wie ich als Priester manchmal von einem Sterbenden (dem die ihn betreuenden Menschen mein Kommen angekündigt hatten) mit einem »Raus mit dir, du Totengräber!« und allen möglichen anderen Beleidigungen und Gotteslästerungen emp-

fangen wurde. Für denjenigen, der einen Leidenden spirituell begleiten will, geht es nicht mehr darum zu gefallen, geliebt oder willkommen geheißen zu werden, sondern darum, diese Zurückweisung, diesen Kampf, den der andere durchmacht, zu akzeptieren und seinen »guten Engel« herbeizurufen, um dieser Macht, die den Sterbenden beseelt, mit der Macht einer anderen Ordnung entgegenzutreten. Das ist nicht nur ein Glauben, es ist eine Erfahrung. Wir fühlen uns dann auch angesichts der Ablehnung, der Blasphemie wie von einer großen Ruhe durchströmt...
Der andere hat das Recht, seine Fenster vor dem Licht zu schließen, er hat das Recht zu zweifeln... Nach einem mehr oder weniger langen Kampf entspannt sich im Sterbenden manchmal etwas und bekennt sich zu dem, was ist, und in diesem Akt des Bekennens wendet er sich dem zu, was größer als er selbst ist.

Nach dieser ersten Prüfung, nach dieser ersten Versuchung, die die Menschen im Mittelalter so deutlich wahrgenommen haben, kommt die zweite: die Prüfung der Verzweiflung.
Jetzt ist nicht mehr nur der Zweifel da, sondern auch die Verzweiflung... eine Verzweiflung, in der der Kranke denkt: »Ich schaffe das nie, ich werde nie die Kraft haben...« Oder, was noch schlimmer ist (vor allem in gewissen religiösen Kreisen, bei manchen Ordensleuten, Pastoren oder Priestern): »Ich bin nicht würdig...«, »Ich bin verdammt...«
Es kommt gar nicht so selten vor, daß Menschen, die ein tugendhaftes Leben geführt haben, also ein aufrechtes Leben voller Achtung für den anderen, für sich

selbst und die Prinzipien des Lebens, in ihren letzten Augenblicken nicht nur zweifeln, sondern sich verdammt und wie abgeschnitten fühlen von dieser Kraft, von dieser Macht, die sie beseelt hat. Sie verzweifeln an sich selbst und an Gott. In einem solchen Augenblick ist der Betreffende in Gefahr, denn manchmal steigt der Wunsch in ihm auf, seinem Leben ein Ende zu bereiten. Er fühlt sich so sehr verloren, daß er vielleicht stöhnt: »Verloren ist verloren... schaltet die Apparate ab!«

Dabei handelt es sich um eine abgrundtiefe Verzweiflung, die für andere nur schwer nachzuvollziehen ist. Als Zeuge darf man nicht vergessen, daß Verzweiflung ansteckend ist; wenn man dabei ist, wie jemand durch dieses Leiden geht und sich selbst und alles rund um sich herum ständig in Frage stellt, dann kann dies auch einen selbst aus dem Gleichgewicht bringen. Ein Mensch, der sich in diesem letzten Stadium befindet, kann auch zur Überzeugung gelangen, daß Gott ihn verlassen hat: »Vater, warum hast Du mich verlassen?« In diesen Augenblicken muß man sich daran erinnern, daß dieses »Vater, warum hast Du mich verlassen?« nur der Beginn der Worte Christi ist. Was wir tatsächlich verlieren, ist lediglich das »Gefühl«, mit dem anderen verbunden zu sein. Dieses »Gefühl«, geliebt zu werden, zu verlieren, bedeutet aber nicht, daß wir nicht mehr geliebt werden, daß Gott, der Atem, nicht mehr präsent wäre!

In dieser Phase glauben wir nicht nur an nichts mehr, sondern wir fühlen auch nichts mehr... Wir befinden uns in einem Zustand, in dem es uns an Sinnes- und Gefühlseindrücken mangelt, was absolut erschreckende und – nennen wir es beim Namen – höllische Ausmaße annehmen kann.

Dieser Erfahrung muß man den Engel der Hoffnung gegenüberstellen: Wir müssen entgegen aller Hoffnung hoffen, denn wir befinden uns in einer Phase, in der es tatsächlich keine Hoffnung mehr gibt. Aber die Hoffnung beginnt genau in diesem Moment der Hoffnungslosigkeit, und in dem Moment, in dem wir keine Krücken, keine Stütze mehr haben, müssen wir uns auf unsere Mitte stützen, auf unser »Ich«, das ein anderer ist. Mir gefällt der Ausspruch von Thérèse de Lisieux, die von sich sagte, sie sei ohne Stütze, aber trotzdem gestützt.

Es handelt sich aber nicht nur um eine Prüfung auf rein psychischer Ebene, denn da uns der nahende Tod aller Stützen, aller gefühlsmäßigen, intellektuellen und natürlich auch religiösen Stützen beraubt, sucht uns die Versuchung nun in unserer spirituellen Dimension heim. Deshalb ist eine psychologische Begleitung dieser Menschen zwar wichtig, aber trotz allem nicht ausreichend.

Diese Verzweiflung ist mehr als eine Depression. Es gibt eine depressive Phase, aber auch eine Phase vollkommener Hoffnungslosigkeit. Ohne Stützen gestützt zu sein bedeutet, daß ich keinerlei Hoffnung habe, aber trotzdem nicht in Hoffnungslosigkeit verfalle. Die Stütze kommt nicht mehr aus dem Äußeren: Der Mensch an unserer Seite, der es gut mit uns meint, die Vertreter der Kirchen, die uns ihre guten Ratschläge geben – das alles ist wie hinweggefegt, es ist uns genommen; was wir dafür erhalten, ist eine innere Stütze. Es verliert seine Ehre, wer in Begleitung der

Hoffnungen stirbt, die ihn am Leben gehalten haben, sagt Cioran.

Aber nach diesem Kampf stellen sich Friede und Vertrauen ein: Das Gesicht entspannt sich und zeigt einen Menschen, der sich vertrauensvoll dem Unbekannten hingibt, und manchmal blitzen auch Neugierde und Interesse auf. Aber diese Neugierde und dieses Vertrauen können sich erst dann einstellen, wenn wir durch die Verzweiflung, durch das Gefühl, verlassen zu sein, durch eine Phase realer, klinischer Depression und spiritueller Hoffnungslosigkeit hindurchgegangen sind.

Manche Menschen denken: »Nach allem, was ich getan habe, ist es unmöglich, daß ich auf der anderen Seite wohlwollend aufgenommen werde...« Aber: Wenn uns auch unser Herz verdammt, Gott ist größer als unser Herz.

Die dritte Prüfung, die ein Mensch knapp vor dem Tod durchmachen muß, ist die des Anhaftens.

In früheren Zeiten verwendete man in diesem Zusammenhang den Begriff »Geiz«. Es mag seltsam erscheinen, im Moment des Todes »geizig« zu sein, aber der Geiz ist im Grunde die Aneignung des Habens. Es sind nicht Sein und Haben, die man gegenüberstellen sollte, sondern eher Sein und Geiz. Geizig sein bedeutet, sich das Leben als »Haben« anzueignen; ein Haben, das man behalten will, das man besitzen will.

Ganz konkret kann man das an den Händen des Sterbenden beobachten: Sie klammern sich an deinen Händen oder am Leintuch fest. Der ganze Körper hält sich an diesem Atem fest, an diesem Leben, das noch in ihm ist, als wollte er es bewahren. Es gibt Augenblicke, in denen sich Menschen in einer für Außenstehende unbegreiflichen Weise an Kleinigkeiten festklammern. Ich habe zum Beispiel einen Mann gekannt, der vor seinem Tod nicht nur seine Abrechnungen machte, sondern auch jeden Tag von mir die Börsenkurse wissen wollte. Er klammerte sich in gewisser Weise an sein Bankkonto, an die Entwicklung seiner Gewinne, denn das war seine Leidenschaft, sein Ort der Identifikation: Er *war* sein Geld! Als ich einmal sehr gereizt war, sagte ich ihm: »Warum verlangen Sie von mir, daß ich jetzt, wo Sie doch bald sterben werden, soviel Zeit darauf verschwende, Ihnen die Börsenkurse vorzulesen? Kann ich Ihnen nicht irgend etwas anderes vorlesen?« Aber er wollte nichts anderes hören... Bis ich ihm eines Tages gestand: »Ich verstehe nichts von Ihrer Börse, und ich habe nicht die geringste Lust, Ihnen auch nur eine Zahl mehr vorzulesen!«

Als ich ihn wieder besuchte (mit einem bißchen Schuldgefühl), empfing er mich mit strahlenden Augen in seinem Zimmer und rief: »Champagner!«

Dann gestand er mir: »Sie haben ja recht, ich bin ein Idiot. Ich werde bald sterben... Das ist eigentlich der richtige Zeitpunkt, um sich etwas zu leisten!« Und er spendierte allen im Krankenhaus Champagner: Am selben Abend fand jeder auf seinem Servierbrett ein Glas Champagner. Mir wurde klar, daß dieser Mensch, der im Grunde gar nicht besonders geizig war und in seinem täglichen Leben immer wieder seine Freunde zu wahren Gelagen einlud, sich ganz plötzlich an sein Geld geklammert hatte und nicht mehr loslassen konnte.

Der Engel, der kam, um sich gegenüber dem Geiz niederzulassen, war der Engel der Großzügigkeit.
Früher wurde der Geiz als eine große Krankheit angesehen, denn er verhinderte jede Geste von Großzügigkeit. Großzügigkeit aber ist ihrerseits für die Gesundheit von Seele und Herz verantwortlich. Es ist schön zu erleben, wenn Menschen in einer Haltung der Großzügigkeit sterben können. Das ist die Bedeutung der Worte Christi: »Mein Leben nimmt man mir nicht, denn ich gebe es.« Diesen Menschen kann man tatsächlich nichts nehmen, weil das einzige, was uns nicht genommen werden kann, das ist, was wir gegeben haben.
Wenn wir davon sprechen, in Großzügigkeit zu sterben, dann sind wir wieder beim *Bardo Thödol* (hier sehen wir einmal mehr, wie nahe es dem *Ars moriendi* steht, auch wenn es aus einer völlig anderen Tradition stammt). Dort wird geraten, die letzten Augenblicke zu nutzen, um an der Befreiung und am Wohlergehen aller lebenden Wesen zu arbeiten, also daran, den eigenen Tod in ein Geschenk zu verwandeln.
Das ist aber dann nicht möglich, wenn wir nicht durch diesen Kampf, durch diese Agonie, gegangen sind. Wir müssen durch das gegangen sein, was in uns klammert und festhält, um in uns zu finden, was trotzdem fähig ist zu geben. Wer einen Sterbenden begleitet, muß diese Geduld, diese Einsicht, diese Unterscheidungsfähigkeit aufbringen, damit der Mensch, dem er beisteht, diese Augenblicke des Rückzugs, des Sich-Verschließens, des Sich-Abkapselns, des Geizes durchleben kann und Großzügigkeit nicht nur ein leeres Wort bleibt, sondern ein Akt wird, in dem

Herz, Körper und Kopf sich diesem Leben öffnen können.

Die vierte Prüfung oder Versuchung während dieser letzten Phase ist die Ungeduld, der Zorn.
Auch hier hören wir, wenn alles zu lange dauert: »Es reicht, es ist genug, schaltet alles ab...« Der Betreffende wird wütend auf den Arzt, auf die Krankenschwester, ja, sogar auf die, die sich zu ihm setzen und ihm zuhören, und empfängt sie mit einem »Das ist ja doch zu nichts gut! Ich werde trotzdem krepieren, also laßt mich wenigstens so schnell wie möglich abkratzen!«
Das sind echte Anfälle von Zorn und Wut, und es kann durchaus vorkommen, daß der Sterbende in einem dieser Anfälle nicht wiedergutzumachende Gesten setzt, denn auch hier ist eine unglaubliche Kraft am Werk. Wir sind immer wieder erstaunt, wenn wir in dieser letzten Phase mit dieser Energie konfrontiert sind, die fast übermenschliche Ausmaße annehmen kann. In der Gegenwart eines vollkommen erschöpften Menschen ist es ganz normal, sich zu fragen, wo er diese Kraft überhaupt hernimmt und wie er es fertigbringt, so zu schreien, sich in seinem Bett hin und her zu werfen oder uns aus dem Zimmer zu werfen!
Wer einmal diese Kämpfe in ihrer unerwarteten extremen Heftigkeit miterlebt hat, versteht wahrscheinlich, daß Pflegekräfte versucht sein können, dem Kranken eine kleine Injektion zu verabreichen, um ihn von seinem Schmerz zu erlösen. Beobachtet man aber genauer, dann wird man feststellen, daß dieser Schmerz kein rein körperlicher oder psychischer Schmerz ist.

Diese Ungeduld, dieser Zorn sind nicht nur Ausdruck eines Überdrusses angesichts dieses Lebens, wie es die Verzweiflung und der Zweifel waren, sondern eine echte Prüfung, der sich der Sterbende stellen muß. In dieser Situation muß man den Engel der Geduld rufen. Die Rolle des Begleitenden besteht jetzt darin, dem Sterbenden zu helfen, in diese Qualität der Zeit zu finden, die die Zeit der Geduld kennzeichnet. Diese Anstrengung geschieht nicht nur auf der Ebene des individuellen, sondern auch auf der des kollektiven Unbewußten.

Ich muß hier an die Zeilen aus dem Evangelium des Lukas denken, der sagt: »Fasset eure Seelen mit Geduld und ihr werdet euer Leben gewinnen« (Lukas 21,19). Bei Kranken im letzten Stadium haben wir den Eindruck, ihre Geduld sei gewonnene Zeit – Zeit, die eine Tiefe des Bewußtseins, eine Tiefe der Menschlichkeit hat, die sie wirklich menschlich macht. Aber diese Geduld muß der Ungeduld, dem Zorn abgetrotzt werden, bis endlich diese Sanftheit im Verhalten und in den Zügen sichtbar wird, wodurch sie manchmal kaum mehr wiederzuerkennen sind. Auf den Sturm folgt die große Stille.

Wenn ich jemandem begegne, der von diesem inneren Sturm, diesem Zorn heimgesucht wird, dann lese ich ihm gerne das Evangelium über die »Stillung des Seesturms« vor (Matthäus 8, 23–27). Dort wird beschrieben, wie die Apostel in Panik geraten, weil das Boot droht, von den Wellen verschluckt zu werden. Währenddessen aber schläft Jesus auf dem Boden des Bootes... Es ist erstaunlich festzustellen, wie diese Worte aufgenommen werden, denn sie werden nicht nur vom Bewußtsein, sondern auch vom Unbewußten wahrgenommen. Diese Menschen verstehen sehr gut, daß der Sturm, von dem in dem Text die Rede ist, der Sturm ihrer Emotionen und Erinnerungen ist, von denen sie überwältigt werden, und rufen: »Warum schläfst du?«, denn irgend jemand in ihnen schläft ja tatsächlich... Es geht darum, diesen Ort der Stille, der in ihnen schläft, der nicht bewußt ist, zu erwecken... Es geht darum, diese andere Qualität der Zeit und der Geduld zu erwecken, die dieses »Ich bin« ist, das in ihnen schläft.

Der Begleitende ist also Zeuge des Ichs, das von diesem Sturm der Panik erfaßt wird. Er ist auch Zeuge dieses »Ich bin«, das schläft, und er kann sich mit dem Sterbenden verbünden, und dieses »Ich bin« erwecken helfen, bis die Wogen sich glätten, der Zorn sich langsam legt und die Ungeduld sich auf mysteriöse Weise – wie in einem alchimistischen Prozeß – in Frieden verwandelt.

Ist der Zorn besiegt und der Frieden wieder eingekehrt, könnte man meinen, man sei »angekommen«. Aber in dem Moment, in dem wir glauben, nach all diesen Kämpfen und Anstrengungen angekommen zu sein, begegnen wir einem weiteren Dämon, einem widerwärtigen Engel, den man in früheren Zeiten den Dämon des »eitlen Stolzes« nannte.

Der Stolz ist also die fünfte Versuchung, die fünfte Prüfung: Wir glauben, wir seien endlich weise geworden und hätten alle unsere Dämonen besiegt. Der eitle Stolz, das bedeutet: »Ich brauche niemanden mehr ...«

Es ist dies der Dämon der Stoiker... Nach all unseren

Kämpfen, so glauben wir, hätten wir nichts mehr zu fürchten; wir halten uns für so stark, daß wir nicht einmal Gott zu brauchen glauben... Jedenfalls will man seiner Umgebung einen noblen Tod schenken: »Schaut her, wie ich sterbe: Ich sterbe in Frieden... Schaut, wie ein Mensch sterben muß...«
Hier handelt es sich um einen ganz speziellen Dämon: um einen Dämon voller Würde. Es sind die Eitelkeit, der Narzißmus, die uns auch in unseren letzten Momenten noch verfolgen. Aus diesem Grund verbieten sich manche Menschen den Besuch ihrer Kinder, denn sie wollen ihre Schwäche oder ihre »Häßlichkeit« nicht zeigen... Wir spüren genau, daß wir es hier mit einem Dämon zu tun haben, der die Starken, die Klarsichtigen heimsucht. Diese Sterbenden wissen, in welchem Zustand sie sich befinden; sie bemerken das Fortschreiten der Krankheit, sie sind noch in der Lage, in den Spiegel zu blicken, und wollen ihren Kindern diesen Anblick ersparen! Wenn auch viel Würde in dieser Haltung liegen mag, der Text des *Ars moriendi* sagt uns, daß diese würdevolle Haltung eine Falle ist und in gewissem Sinn von einem »bösen Engel« herrührt.
Den Gegenpol zur Eitelkeit bildet der Engel der Demut: Er erlaubt uns zu akzeptieren, daß wir unserer Umgebung das Bild eines gar nicht so würdigen Todes, sondern das eines wahrhaft menschlichen Todes bieten. So können wir den Tod eines Wesens sterben, das akzeptiert, daß es sterblich, schwach und verletzlich ist, das nicht grinst, sondern sanft lächelt...
Dann sind wir in unseren lichten Momenten imstande zuzugeben, daß es uns in Wirklichkeit gar nicht leicht fällt zu sterben.

Diese fünfte Etappe ist um so entscheidender, als sie uns daran erinnert, daß uns manche Menschen, denen es gut zu gehen scheint, in die Irre führen. Sie verbergen in ihrem Inneren eine Verletzlichkeit, die man ihnen nicht zu zeigen erlaubt.

Der gute Engel, den das *Ars moriendi* uns hier als Gegengewicht anbietet, ist der Engel der Demut. Er ist es, der dem Sterbenden in gewisser Weise zuflüstern kann, daß es sich nicht lohnt, diese Anstrengung aufzubringen. Mensch zu sein bedeutet, Humus, Erde zu sein; es bedeutet, schwach und zerbrechlich zu sein. Wir haben das Recht zu weinen, egal, ob wir sterben oder einen anderen beim Sterben begleiten. Auch wenn uns die Verzweiflung des Sterbenden nicht hinwegreißt, berührt sie uns doch, denn wir sind nicht aus Stein. Der Begleitende kann hier in all seiner Demut erkennen, daß auch er verletzlich und erschöpft ist...

Es ist also der Engel der Demut, der uns dieses Loslassen ermöglicht und uns bereitmacht für die nächste Etappe. Die letzte Prüfung, bei der unser Staub, der sich als Staub akzeptiert, wieder zum Staub zurückkehren kann. Hier gibt es kein Vortäuschen, kein Großtun mehr. Der Wind bläht nicht mehr die Segel, er ist schon woanders hin gezogen, und schließlich akzeptieren wir, daß unser Körper wie verlassen ist.

So machen wir unseren Kindern oder jenen, die mit uns sind, ein großes Geschenk: das Geschenk eines Todes ohne Attitüden. Das ist der Tod eines Menschen, der die Leinen werfen und sein Boot im Wind treiben lassen kann, weil er weiß, daß der Atem, der seine Segel aufgebläht hat, nicht sein Atem ist: Er selbst ist Wind geworden...

Jetzt sind wir bei der sechsten und letzten Etappe angelangt.
Zweifel und Glaube, Verzweiflung und Vertrauen, Geiz und Großzügigkeit, Zorn und Geduld, Stolz und Demut führen uns in den Zustand des Loslassens, des Friedens.
Nach all diesen Verweigerungen, Ablehnungen und heftigen Reaktionen werden wir fähig, »ja« zu dem zu sagen, was ist: zu unserem sterblichen Wesen und unserem Nicht-nur-sterblich-Sein. Hier können wir flüstern: »In Deine Hände lege ich meinen Geist. In Deinen Atem lege ich meinen Atem.«
Wir verstehen nun besser, was die Rabbiner zum Ausdruck bringen wollen, wenn sie sagen, daß Moses in einem Kuß Gottes gestorben ist. Im Hebräischen heißt Kuß *nashak*, »gemeinsam atmen«. Wenn von Moses gesagt wird, er sei in einem Kuß Gottes gestorben, so bedeutet dies, daß er seinen Atem in einen Atem gelegt hat, der größer ist als der seine; daß er seinen letzten Atemzug in den großen Atem des Lebens gehaucht hat und wie in einem Kuß gestorben ist.
Diese letzte Etappe ist tatsächlich fast eine Verwandlung – im Griechischen haben wir dafür das Wort *metamorphôsis:* die Verwandlung der Form. Das Gesicht des Menschen ist wie verwandelt, transformiert. Wir spüren, daß sein Atem sich hebt, als würde er umarmt und fortgetragen. In diesem Augenblick läßt sein Atem los…, er kehrt endlich in die Ruhe zurück. Dieses wirkliche Loslassen, diese wirkliche Demut ist nicht der Tod eines Weisen oder eines Stoikers. Schöner als der Tod eines Weisen oder eines Stoikers ist der Tod eines menschlichen Wesens…

Es gibt nichts Göttlicheres als ein menschliches Wesen.
Wem bleibt im Augenblick des Todes, aber auch im Leben diese *agonia*, dieser Kampf, erspart? Dieser physische Kampf gegen den Schmerz, dieser psychische Kampf gegen die Absurdität und das Leiden, aber auch dieser spirituelle Kampf des Menschen mit seinen »Engeln«: Engeln des Friedens und Engeln der Vernichtung.
Deshalb scheint es mir so wichtig, daß diejenigen, die Menschen begleiten, auch eine Ausbildung in dieser Anthropologie haben, die die spirituelle Dimension des Menschen berücksichtigt.

Findet man auch in der modernen klinischen Arbeit diese einzelnen Etappen, wie sie in der Ars moriendi *beschrieben sind? Wie werden sie erlebt?*

Marie de Hennezel: Die moderne Sicht der Agonie (d. h. der letzten Momente des Lebens) bezieht sich auf die Beobachtungen von Elisabeth Kübler-Ross, die die einzelnen Etappen beschreibt, die zu diesem Zustand des Loslassens und des Akzeptierens führen.
Aber das ist nur eine psychologische Beschreibung, während das, was mir an der *Ars moriendi* so interessant erscheint, die Tatsache ist, daß dieser Prozeß als *spirituelles* Ringen dargestellt wird. Ein Aspekt wird vielleicht in der psychologischen Beschreibung von Elisabeth Kübler-Ross nicht ganz deutlich: Sie beschreibt den Sterbeprozeß als einen dynamischen Prozeß, der einzelne, aufeinander folgende Etappen

durchläuft, wobei aber nichts über die Gründe gesagt wird, die den Sterbenden von einer Etappe zur nächsten gehen lassen. Es fehlt das, was in der *Ars moriendi* so klar wird, die Dimension des Kampfes zwischen zwei Kräften, zwischen zwei Engeln. Jean-Yves Leloup hat übrigens sehr gut gezeigt, daß es immer ein »Gegengewicht« gibt. Auch wenn wir uns zum Beispiel im Zweifel befinden, so ist der Engel des Vertrauens doch immer da, in den versteckten Winkeln des Wesens, dessen Leben zu Ende geht, aber auch derer, die es begleiten, und er triumphiert in diesem Kampf und ermöglicht so den Übergang zur nächsten Phase.

Auch wenn Elisabeth Kübler-Ross eine Beschreibung der einzelnen emotionellen Etappen liefert, so schenkt sie der Tatsache nicht genug Beachtung, daß das menschliche Wesen, das mit seinen inneren Dämonen – seinen Emotionen – ringt, auch die Fähigkeit in sich trägt, diese Phasen zu überwinden. Es existiert in ihm diese innere Kraft, die in der *Ars moriendi* durch den guten Engel symbolisiert wird. Ich glaube, daß dieser Text insofern sehr inspirierend wirken kann, als er die Tatsache betont, daß man den »anderen Pol« auf keinen Fall vergessen darf.

Können Sie uns eine kurze Darstellung der einzelnen Phasen der Agonie geben, wie sie Elisabeth Kübler-Ross beschreibt?

M. d. H.: Die erste Phase ist die des Nichtwahrhabenwollens dessen, was geschieht. Man klammert sich an die Hoffnung, daß die Diagnose oder Prognose falsch ist, an die Hoffnung auf ein Wunder. Man kann nicht glauben, daß der Tod bevorsteht. Diese Phase wird oft mit den Angehörigen geteilt. Auch sie haben Schwierigkeiten zu glauben, was passiert.

Diese Phase des Leugnens oder Negierens würde eher der Phase des Anhaftens in der *Ars moriendi* entsprechen. Sie ist ein letzter Versuch, die Kontrolle über die Situation zu behalten. Aufgrund des raschen Fortschreitens der Agonie ist sie aber nicht von Dauer und macht einer Phase der inneren Auflehnung, des Zornes Platz. »Warum passiert das mir und niemand anderem?« Dieser Zorn richtet sich gegen Gott, gegen die Menschheit insgesamt, gegen die Ärzte, die Schwestern und oft gegen alles, was das Leben, das weitergeht, symbolisiert.

Das Verdienst von Elisabeth Kübler-Ross besteht darin, deutlich gemacht zu haben, daß diese Emotionen unbedingt ihren Ausdruck finden und als normale Phase im Sterbeprozeß betrachtet werden müssen, die der Sterbende nur dann überwinden kann, wenn er sie auch durchleben kann.

Die nächste Phase, das Verhandeln, entspricht einem teilweise Akzeptieren der Tatsache, daß der Tod naht. Der Betreffende hat verstanden, daß der Tod unausweichlich ist, aber er versucht, mit ihm eine Art Handel zu schließen und dadurch Zeit zu gewinnen. »Nicht sofort, erst, wenn ich dies oder das abgeschlossen habe, erst, wenn mein Enkelkind geboren ist... Erst, wenn ich bereit bin.« Dieser so ersehnte Aufschub, diese persönlich gesetzte Frist scheint dem Menschen zu helfen, bis zum Schluß lebendig zu bleiben. Oft

kann man feststellen, daß sich die Person dann, wenn die Frist, die sie sich selbst gesetzt hat, verstrichen ist, dem Tod gelassen hingeben kann.
Die Periode der Depression, die auf die des Verhandelns folgt, beschreibt Elisabeth Kübler-Ross als einen vorbereitenden Kummer. Wenn es zu einem Rückzug in sich selbst oder zu einem Abbruch der Kommunikation kommt, dann um sich besser sammeln zu können, um sich besser nach innen wenden zu können, um besser »nachdenken« zu können, wie eine Patientin, die ich begleitet habe, es ausdrückte. Diese Phase ist durch eine Art emotioneller Erschöpfung gekennzeichnet: Man ist müde, man löst sich. Deshalb mündet diese Phase ganz von selbst in eine Art Zustimmung, die fast frei von Gefühlen ist und in mancher Hinsicht einer Resignation gleicht.

Wir sind hier mit einem schmerzhaften Prozeß der emotionellen Anpassung konfrontiert, mit einer inneren Arbeit, in der Fortschritt und Rückschritt einander abwechseln. Was wir hier sehen, ist ein innerer Kampf zwischen dem Ich, das versucht, sich noch ans Leben zu klammern, und dem Selbst, das sich nach einer Befreiung sehnt.
Der hier beschriebene Prozeß folgt in gewissem Sinn einer Ideallinie, die nicht unbedingt der beobachteten Realität entspricht. Bestenfalls können uns diese »Etappen« als Anhaltspunkte dienen. Sie entsprechen übrigens genau den Abwehrmaßnahmen, die wir ergreifen, wenn wir Angst haben, und das erklärt, warum einige mit Zorn reagieren, andere wiederum mit Trauer und Depression, während manche immer in

einer Art Leugnung verharren. Manche Kranke scheinen ihre Situation in gewisser Weise akzeptiert zu haben, nur um einige Tage später wieder in Zorn oder Hoffnungslosigkeit zu verfallen. Die *Ars moriendi* erinnert uns daran, daß nichts endgültig erreicht ist und der letzte Kampf dem Stolz gilt!

Auch wenn dieses moralische Vokabular uns heute nicht mehr wirklich entspricht, müssen wir trotzdem anerkennen, daß wir angesichts des Todes Demut entwickeln müssen: Wir sind nie vor einem Rückfall in Verzweiflung oder Zorn gefeit, auch dann nicht, wenn wir bereits glauben, diese emotionalen Zustände überwunden zu haben.

Wenn der Sterbende versucht sein sollte, den anderen einen erhabenen Tod, einen vollkommen beherrschten und kontrollierten Tod zu bieten, dann kann sein letzter innerer Kampf darin bestehen, eben dieser letzten Versuchung zu widerstehen, wie Thomas Becket im Augenblick seines Todes in der Kathedrale von Canterbury genau das zu machen, was sich ziemt – aber aus dem falschen Beweggrund.

Angesichts dieser emotionellen Rückschläge, die Teil des Kampfes, der inneren Arbeit des Sterbenden sind, ruft uns die *Ars moriendi* in Erinnerung, daß der Begleitende sich mit dem »guten Engel« des Sterbenden, also mit seinen inneren Ressourcen, verbünden muß – auch dann, wenn sie nicht erkennbar sind.

Wir müssen uns also bemühen, Vertrauen zu wahren, wenn der andere im Zweifel versinkt; wir müssen versuchen, Geduld zu entwickeln, während der andere von Zorn erfaßt wird. Wir müssen danach trachten, in der Hoffnung zu leben, wenn der andere von Hoffnungslosigkeit überwältigt wird. In gewisser Weise geht es immer darum, den anderen Pol zu symbolisieren, damit der Sterbende das durchleben kann, was er durchleben muß, und sich dabei akzeptiert fühlen kann.

Wie kann man genau wissen, in welcher Phase der Agonie sich der Sterbende, den man begleitet, befindet? Wie können wir wissen, ob er in diesem falschen Akzeptieren des Todes, wie sie die Versuchung des Stolzes darstellt, gefangen ist oder ob er die sechste Prüfung, die des Loslassens, tatsächlich schon gemeistert hat?

M. d. H.: Ich habe den Eindruck, daß der Mensch, der wirklich akzeptiert hat, nicht davon spricht. Dieses wirkliche Akzeptieren ist erkennbar, weil es still ist. Manche Menschen sagen zu oft, daß sie akzeptiert haben. Dies scheint ein verstandesmäßiges, rationales Konstrukt zu sein. Soweit es mich betrifft, bleibe ich wachsam, wenn ich das höre.

Manchmal versuche ich – so behutsam wie möglich, um nichts von dem Zustand, in dem der Mensch sich befindet, zu zerstören –, ihm verständlich zu machen, daß er das Recht hat, noch einmal aufzubegehren, damit er sich nicht verpflichtet fühlt, »gut« zu sterben. Wie wichtig das ist, hat ja Jean-Yves Leloup schon betont.

Einer der Fälle, der mich am meisten beeindruckt hat, war der einer Frau, die in einer Haltung vollkommener Akzeptanz auf der Station eingeliefert wurde. Das war ganz am Anfang unserer Arbeit, und alle freuten sich darüber, daß der von Elisabeth Kübler-Ross beschriebene Zustand wirklich existierte. Diese Frau war übrigens bereit, Fernsehjournalisten zu empfangen und über ihren bevorstehenden Tod zu sprechen, und das war für uns sehr interessant und erbauend: Wie alle anderen bin auch ich darauf hereingefallen.

Einige Tage später wurde die Frau total verwirrt und verfiel in ein Delirium, in dem eine enorme Aggressivität und Verfolgungsgefühle zu Tage traten. Damals wurde uns klar, daß sie mit diesem ostentativen Akzeptieren versucht hatte, die Kontrolle zu behalten, und daß sie den ganzen Zweifel, den Zorn und die Verzweiflung verdrängt hatte. Sie hat es sich nicht erlaubt, sie zu leben. Diese Gefühle kamen in Form eines Delirs wieder, und diese Frau machte eine Phase psychischen und physischen Schmerzes durch, den sie bis dorthin noch nicht gekannt hatte, so daß man ihr sehr wirksame Beruhigungsmittel verabreichen mußte.

Dieses Beispiel war uns eine Lektion und lehrte uns, diesem Pseudo-Akzeptieren zu mißtrauen. Hätten wir das früher bemerkt, dann hätten wir diese Frau vielleicht nicht zu diesem »heroischen« Verhalten ermutigt, in dem wir sie durch unsere Haltung fixiert haben und aus dem sie sich nicht anders als durch das Delir befreien konnte. Da sie auf ihrem Weg, in ihrem Kampf noch nicht am Ende angelangt war, blieb ihr keine andere Möglichkeit, dies zu erkennen.

Ich glaube, daß ein wirkliches Akzeptieren erst *in extremis* einsetzt, denn auch die Menschen, die bereits spüren, daß sie sterben werden und die ganze Ent-

wicklung in allen diesen Phasen durchgemacht haben, sind nicht vor solchen Rückschlägen gefeit.
Das wahre Akzeptieren geschieht erst in den allerletzten Momenten des Lebens.

10.

Sakrale und profane Riten und Rituale für den Übergang

Bevor wir auf einzelne Riten und Rituale der Begleitung, die eine gelassenere Annäherung an den Tod erlauben, näher eingehen, scheint es wichtig zu sein, gewisse Begriffe wie »Riten«, »Rituale« und natürlich »sakral« oder »geheiligt« zu definieren, die oft auf recht undifferenzierte Art und Weise verwendet werden.

Jean-Yves Leloup: Das aus dem Lateinischen stammende Wort für »geheiligt« – »sakral« – leitet sich von *sacere* ab, das wörtlich soviel bedeutet wie »das, was als sakral oder geheiligt gilt, unterliegt dem Kirchenbann, ist ausgeschlossen«. Tatsächlich ist etwas Heiliges tabu, das heißt, es ist *in* dieser Welt, aber nicht *von* dieser Welt.
Es ist erstaunlich zu sehen, daß das Wort *sacer* (von dem sich auch der Begriff »sazerdotal«, also »priesterlich«, ableitet) etwas bezeichnet, was getrennt ist vom Rest. Dieselbe Bedeutung hat auch das hebräische Wort *kadesh*.
Wenn man also einen Ort als sakral bezeichnet, dann trennt man ihn damit vom Rest ab. Er existiert zwar in der Raum-Zeit, da er aber die Zeichen einer anderen Welt trägt, wird er als sakral oder geheiligt bezeichnet. Wenn ein Ritus, eine Erfahrung, eine Art und Weise, jemanden zu berühren oder anzublicken, als geheiligt

bezeichnet wird, dann wird dieser Geste eine Dimension, eine Tiefe und Intimität beigemessen, die sich nicht erfassen läßt. Diese Intimität des Geheiligten, die denjenigen, der sie erfährt, mit seinem eigenen Innersten verbindet, muß unter allen Umständen respektiert werden. Aber wir alle wissen, wie selten dies in unserer Gesellschaft auch wirklich geschieht.

Deswegen gibt es keine geheiligte, heilige Erde an sich, denn das, was die Erde heiligt, ist unsere Art und Weise, über sie zu schreiten. Genauso gibt es keinen geheiligten Körper an sich, sondern es ist unsere Beziehung zu diesem Körper, zu diesem Gesicht, die ihm etwas Geheiligtes verleiht. Ein sakraler Ort ist ein Ort, mit dem meine Subjektivität durch ein Band verbunden ist, das ich nicht begreifen kann, das sich einer Verdinglichung entzieht. Jede menschliche Begegnung, die keine Verschmelzung mit dem anderen oder eine Aneignung des anderen darstellt, sondern in der Raum für eine Beziehung bleibt – und dies impliziert die Präsenz eines dritten Elements –, ist geheiligt. Was es uns erlaubt, zusammen zu sein, miteinander zu sprechen, einander zu verstehen, einander zu berühren, zu trösten, zu bestätigen, das ist weder »du« noch »ich« und auch nicht nur »wir«, sondern eher ein »Ich und Du«, in dem wir beide für diese uns vereinende Präsenz offen sind.

Ob sich eine Beziehung nun durch ein Wort oder eine Geste ausdrückt, sie beschränkt sich nicht auf eine Dualität, auf eine Beziehung, in der es nur zwei Menschen mit ihrer Subjektivität gibt, die einander gegenüberstehen, einander anziehen und umarmen; zwischen ihnen existiert das Dritte, das sie voneinan-

der unterscheidet und es ihnen erlaubt, in dieser Differenzierung eine Vereinigung zu verwirklichen, die sich auf einem höheren Niveau als dem des »Einen« bewegt.
Wir finden hier die Symbolik der Zahl Drei, in der das Geheiligte seinen Ausdruck findet. Es geht nicht darum, ins Eine zu regredieren, es geht aber genausowenig darum, im Zwei, in der Dualität, zu verharren: Es geht darum, zum Drei zu finden, das die differenzierte Einheit, ein Bündnis, darstellt.

Marie de Hennezel: Ich bin für das, was Jean-Yves Leloup gesagt hat, sehr offen, denn eben weil wir alle mehr oder weniger spüren, daß das Herannahen des Todes etwas Unfaßbares ist, ist die Aufgabe des Begleitens eine heilige Aufgabe. Der Mensch, den wir begleiten, macht eine Erfahrung, die wir nicht gemacht haben und über die wir nichts aussagen können. Er dringt in Tiefen vor, die keiner der ihn begleitenden Lebenden je erforscht hat, und er läßt uns Zeuge dieser Erfahrung werden. Die Zeit vor dem Tod ist ein geheiligter Augenblick, wobei »geheiligt« in dem Sinne, wie es gerade definiert wurde, zu verstehen ist. Das heißt, daß wir in dieser Zeit in Kontakt mit etwas ganz Besonderem, mit etwas Unfaßbarem kommen, mit etwas Numinosem, um jenen Begriff zu verwenden, den Rudolf Otto und C. G. Jung verwendeten, um das zu bezeichnen, was gleichzeitig faszinierend und beängstigend ist. Die innere Arbeit, die im Zuge dieses Übergangs zum Tod hin geschieht, vollzieht sich in drei Schritten: Der Kranke geht vom »eins« zum »drei« über, von der Verschmelzung im Einen hin zu dem, was die

Psychoanalyse als das Symbolische, den Platz, der dem Dritten zukommt, bezeichnet.

J.-Y. L.: Was ist nun aber ein Ritus? Der Ritus ist ein Versuch, etwas, das sich unserem Verständnis entzieht, zu verstehen, indem man ihm einen Sinn verleiht. Louis-Vincent Thomas schreibt in seinem Vorwort zu *Sens caché des rites mortuaires*[1]: »Alles geschieht, als ob der Mensch von Anfang an die Möglichkeit eines Lebens nach dem Tod mitgedacht hätte. Der Begräbnisritus könnte eine anthropologische Öffnung darstellen, durch die der Mensch Zugang zum Menschlichen findet.«

Was das Ritual betrifft, so handelt es sich dabei um ein Set von Symbolen, die diese Qualität, von der wir gerade gesprochen haben, spürbar machen können. Es ist dies die Qualität einer Beziehung und einer Präsenz, die es uns erlaubt zu sagen, daß zwischen uns etwas Geheiligtes und Heiliges ist.

Der Zugang zu den Riten des Geheiligten, des Sakralen – also zu den Gesten, die diese Qualität der Beziehung Wirklichkeit werden lassen können – ist nicht den Priestern, den *sacerdotes*, vorbehalten. In gewissen Situationen sind wir alle gefordert, eine »andere« Haltung einzunehmen und aus unseren Gewohnheiten, den Konventionen, aus dem gesellschaftlich Anerkannten, dem Konformismus auszubrechen!

Das Gegenteil des Geheiligten ist die Normose[2], der Konformismus. Wir leben heute in einer Welt des Konformismus: Man muß wie dies oder jenes sein; das tut man nicht, das muß man tun usw. Aber weil wir angesichts des Todes nicht mehr wissen, was wir tun oder

nicht tun »dürfen«, befinden wir uns in diesem Moment in einer wirklich geheiligten Situation. Wir setzen Handlungen und Gesten – wir nehmen etwa jemanden in den Arm –, die zwar nach herrschender Auffassung interpretiert und auf die Kategorien unserer Welt reduziert werden könnten, während sich aber in ihnen in Wirklichkeit etwas unendlich Respektvolles und manchmal Geheiligtes verbirgt.
Im Augenblick des Todes kann uns manchmal die Liebe helfen, unsere Ängste hinter uns zu lassen. Wir machen uns dann keine Sorgen mehr darüber, ob wir gefallen oder nicht, ob wir positiv oder negativ beurteilt werden, wir wollen nur mehr wahrhaft sein.

M. d. H.: Jean-Yves Leloup hat soeben gesagt, daß das, was das Geheiligte ausmacht, das Bewußtsein der Transzendenz ist. Ein Ort ist dann »geheiligt«, wenn er mich mit etwas jenseits meiner selbst verbindet. Der andere Mensch ist »geheiligt«, weil ich erkenne, daß das Wesentliche in ihm alles übersteigt, was ich verstehen oder wahrnehmen kann.
Er sagt uns auch, daß das Geheiligte in gewissem Sinne trennend wirkt. Es ist den Eingeweihten vorbehalten, denen, die zu sehen vermögen, was andere nicht sehen. Diese Kategorien des Profanen und des Sakralen waren sicherlich zu jenen Zeiten sinnvoll, als der Zugang zum Sakralen von den großen spirituellen Traditionen mit ihren Theologien, Dogmen und Institutionen geregelt wurde. Aber die Dinge haben sich verändert. Unsere moderne, humanistische Welt lehnt nicht das Transzendente und das Geheiligte ab, sondern das Sichberufen auf eine Autorität und weigert

sich, Spiritualität dogmatisch zu verstehen. Das Transzendente und Geheiligte muß im Herzen des Menschen selbst gesucht werden: Wir müssen lernen, sie im Innersten unserer selbst, im Innersten des anderen zu erkennen. Es ist der Mensch an sich, der geheiligt ist! Es ist die zwischenmenschliche Begegnung, dieses Menschen verbindende Band, das geheiligt ist!
Man merkt genau, daß sich der Raum des Geheiligten, wenn er aus dieser Perspektive gesehen wird, verändert: Er wurzelt im Menschen, er gehört dem Bewußtsein eines jeden Menschen.

Können gewisse Gesten und Haltungen, die eine andere Qualität spüren lassen, gegen den Konformismus in der Medizin beziehungsweise im Krankenhaus verstoßen und daher Gefahr laufen, falsch interpretiert zu werden?

M. d. H.: Es wird immer Menschen geben, die diese Qualität der Präsenz nicht aushalten – von der man weiß, daß sie »geheiligt« ist, auch wenn es nicht notwendig ist, sie als solches zu bezeichnen.
Das sind die Menschen, die darunter leiden, daß man ihnen nie mit einer Haltung, die diese Qualität verkörpert, begegnet ist. Sie wurden nie wirklich in ihrem Sein gewürdigt. Sie sind die ersten, die kritisieren, sich destruktiv äußern und die Haltung ihrer Kollegen feindselig interpretieren. Sie verstecken sich hinter dem konformistischen Konsens, der verlangt, daß Pflegepersonen sich auf ihre technische Kompetenz beschränken und sich nicht auf Beziehungen mit den Kranken einlassen dürfen.

Wie geht man im Kontext eines Krankenhauses mit dieser Dimension des Geheiligten um?

M. d. H.: Einerseits existiert ein materialistischer Konsens – das gilt für die Krankenhäuser, deren Gegenstand der Pflege der kranke Körper und nicht die menschliche Person ist. Andererseits gibt es einen spirituellen humanistischen Konsens, wie etwa in der Bewegung der Palliativpflege und der Sterbebegleitung. Das Wort »Konsens« bedeutet übrigens »gemeinsam fühlen«.

Wenn mehrere Personen in einem Krankenhausteam in ihrem Inneren spüren, daß der Kranke »geheiligt« ist, daß er ein lebendiges Mysterium ist, das respektiert und geehrt werden muß, dann wird die Pflege auch von einer Qualität der Liebe getragen sein, die es erlaubt, voller Aufmerksamkeit zu sein, ohne etwas zu erwarten oder vom anderen zu verlangen, und die sich an der einfachen menschlichen Begegnung erfreut – an dieser *philia*, an der Freude, zu lieben und geliebt zu werden.

Eine Ebene, auf der man diese Dimension des Seins respektieren und achten kann, ist alles, was einen Kontakt, also die Berührung des Körpers, mit einschließt. Wie wir bereits gesagt haben, können wir einen »Körper« berühren, als wäre er bereits der Leichnam, der er tatsächlich bald sein wird. Wir können aber auch die beseelte Leiblichkeit berühren, die jenseits des Sichtbaren die Essenz des Wesens darstellt. Die Unterscheidung zwischen dem Körper, den man hat, und dem Körper, der man ist – also zwischen dem substantiellen, objektiven Körper und der beseelten Körperlichkeit –, ist eine sehr nützliche Unterscheidung, aber man muß es sich erlauben, sie zu leben, und es wagen, sich dem anderen über die alltäglichen Gesten mit Respekt und Zärtlichkeit zu nähern.

Sie sagen, es sei die Art und Weise, wie man sich einem anderen nähert oder etwas tut, die einer Handlung ihren »geheiligten« Charakter verleiht. Wie kann man das im Alltag der Krankenpflege und Begleitung denn überhaupt verwirklichen?

M. d. H.: In der Zeit vor dem Tod ist das Leben des Kranken geradezu von Ritualen durchsetzt: das Ritual des Aufstehens, des Schlafengehens, des Essens, der Toilette und so weiter.

Stellt man sich aber wirklich die Frage, wie man diesem Menschen helfen kann, der das Gefühl hat, seine menschliche Würde verloren zu haben und unter einem Gefühl des Zerstückeltseins und des körperlichen Verfalls leidet und sich daher tausend Fragen stellt über den Wert seiner selbst und der Zeit, die ihm zu leben bleibt, will man ihm wirklich helfen, dieses primäre, offensichtliche Leiden zu überwinden, damit er spüren kann, daß dahinter eine Beständigkeit seiner Identität steht und seine ureigenste Essenz noch immer existiert – dann müssen wir zuallererst diese Transzendenz im Herzen seines Menschseins anerkennen. Und wie können wir sie anerkennen, wenn nicht auf eine sehr sinnliche und konkrete Weise, also durch eine gewisse Art, uns ihm zu nähern, ihn zu berühren und ihm die Achtung zeigen, die wir für ihn spüren.

Alle diese profanen Riten können einfach durch das Bewußtsein, das wir in unsere Gesten, in unsere Worte und Blicke legen und die das Gewebe unserer Begegnung bilden, in geheiligte Riten verwandelt werden. Abgesehen von diesen profanen, notwendigen Riten, die das Leben des Kranken markieren, können wir auch Opferriten einführen, wie es Louis-Vincent Thomas vorschlägt, die Momente des Wohlgefühls, der Freude, der Entspannung, der »Kommunion« vermitteln.

Gemeinsam mit vielen Pflegern, die ich in den letzten Jahren ausgebildet habe, habe ich versucht, einen Weg zu finden, Rituale einzuführen, die sowohl Momente der affektiven Bestätigung für den anderen (eine Anerkennung seiner wesenhaften Dimension) als auch Momente des Friedens, der Beruhigung des in seinem Wesen leidenden Kranken sind. Viele Pflegepersonen praktizieren Massage zur Steigerung des Wohlbefindens oder zur Entspannung. Trotz ihres guten Willens führen sie sie oft viel zu mechanisch aus; der Kranke wird zu sehr zum Gegenstand. Wir haben gemeinsam versucht herauszufinden, wie man nicht den Körper als Gegenstand, sondern den »inneren« Körper, die Person in ihrer Essenz, berühren kann. Wir haben versucht, Wege zu finden, den anderen mit unendlicher Achtung, mit einer Zärtlichkeit, die ihn beruhigt und ihm Sicherheit gibt, zu berühren. »Ich nehme dich auf als der Mensch, der du bist, und ich bin für dich da.«

Wenn sich unsere Hand auf irgendeinen Teil des Körpers legt – bei einer ganz sanften Massage des Gesichts, der Schulter, des Sonnengeflechts, der Knie, der

Füße oder der Hände –, kann sie sich so dem Körper nähern, daß der andere das Gefühl bekommt, es wäre die Hand, die spricht und sagt: »Ich nehme dich auf, und ich bin da.«
Berührt man jemanden auf diese Art und Weise, dann fühlt der Mensch, daß man ihm in seinem ganzen Wesen begegnet, und er findet unmittelbar Zugang zu seiner Ganzheit, gleich wie schlecht sein körperlicher Zustand auch sein mag.

Sie haben gerade gesagt, daß jeder von uns diese Dimension des Geheiligten, des Sakralen in sich tragen kann. Sie ist also nicht den religiösen Ritualen oder den Mitgliedern des Klerus vorbehalten?

J.-Y. L.: Ein Sakrament ist das sichtbare Zeichen einer unsichtbaren Wirklichkeit, das wahrnehmbare Zeichen einer Welt, die nicht derselben Ordnung angehört, eine Geste, die von einem Wort begleitet wird. Die sakramentale Dimension ist nicht den Priestern allein vorbehalten. Manche katholischen Priester werden mit dem, was ich sage, nicht einverstanden sein, aber die priesterliche Funktion ist eine ontologische und keine institutionelle Funktion. Die Taufe, die letzte Ölung, die Beichte sind Sakramente, die jeder Christ spenden kann. Übrigens nimmt man im Taufritual das Wort des heiligen Gregor auf: »Oh Christ, erinnere dich, daß du kraft deiner Taufe Priester, Prophet und König bist.«
Jedes menschliche Wesen muß also seine priesterliche Funktion finden. Wir sind aufgefordert, »Priester, Pro-

phet und König« zu sein. Priester zu sein ist die »ontologische Funktion« eines jeden von uns. Der »Pontifex« ist der, der Brücken schlägt. Wir alle können ein souveräner Pontifex werden, wir alle müssen eine Brücke zwischen zwei Ufern schlagen: zwischen dem raumzeitlichen Ufer und diesem anderen Ufer, diesem anderen Bewußtsein, diesem Zustand jener Freiheit, die nicht geboren, nicht geschaffen, nicht eingebildet ist.

Meiner Meinung nach hat jeder »Therapeut« (im weitesten Sinn des Wortes) diese priesterliche Funktion inne, die er mittels einer gewissen Anzahl von Gesten, die von Worten begleitet sind, ausüben kann. Im Moment der Geburt wie im Moment des Todes brauchen wir alle eine Mutter und einen Vater, das heißt wir brauchen eine Geste, die umarmt und tröstet, die lindert und umsorgt; gleichzeitig brauchen wir aber auch ein Wort, ein prophetisches Wort, das uns den Weg zum Unbekannten eröffnet. Diese Elemente, die beide gleich wichtig sind, sind allerdings nur zu oft aufgespalten. Es gibt Begleiter, die sehr mütterlich sind – sie nehmen den Kranken in die Arme, umgeben ihn mit Wärme –, aber sie sagen nichts. In anderen Fällen ruft man nach dem Pfarrer, der dann eine Rede hält..., der einen aber nicht in die Arme nimmt.

Wie manchmal im Leben sind auch in diesem Moment Mutter und Vater getrennt, wobei es aber doch gerade im Augenblick des Todes so wichtig wäre, daß beide Qualitäten nicht nur vorhanden sind, sondern auch eine Einheit bildeten. Wir haben das Bedürfnis, geliebt und umarmt zu werden, aber genauso groß ist unser

Bedürfnis nach einem Wort. Aber ein Wort, das ohne Liebe ausgesprochen wird und nicht von einer Hand begleitet ist, die es wirklich versteht, uns zu berühren, ist genauso unzureichend.

In der christlichen Tradition vereinigen sich diese beiden Elemente – das Wort und die Geste – im Sakrament. Jeder Mensch kann einen anderen spüren lassen, daß sich sein innerer Körper jeden Tag erneuert – auch wenn sein äußerer, physischer Körper zusehends verfällt. Genauso kann jeder Mensch einem anderen Worte der Vergebung spenden. Es ist nicht notwendig, einen Priester zu bitten, uns zu vergeben. Der heilige Jakobus sagt es treffend: »Vergebt einander...«[3] Im letzten Augenblick hat jeder – ohne sich dadurch irgendeine Pflicht aufzuhalsen – das Recht zu sagen: »Im Namen Gottes vergebe ich dir; im Namen des Lebens vergebe ich dir...« Und das heißt: »Gehe hin in Frieden.«

Im christlichen Kontext sind wir alle – durch unsere Taufe – Priester, Propheten und Könige. Wir sind Priester, das heißt wir müssen die Brücke schlagen zwischen dem Materiellen und dem Spirituellen; wir sind Propheten, wir müssen uns also einem Wort öffnen, das in der Gegenwart wurzelt, aber in eine Zukunft weist, so daß der andere nicht Gefangener seiner eigenen Vergangenheit bleibt; wir sind Könige insofern, als wir alle Herrscher über unsere Emotionen sein und unseren Gedanken ein anderes Reich schenken sollten als das unseres Unbewußten oder unserer Vergangenheit.

In uns lebt das Reich des Geistes... und wir alle sind in dieses Königtum gerufen.

Vielleicht sind dies abgedroschene Worte, die zu gebrauchen heute gar nicht leicht ist, aber es ist unsere Pflicht, den Traditionen ihre spirituelle Größe und Würde zurückzugeben.

11.

Das Einschlafen – Traditionelles Ritual und moderne klinische Praxis

Sie sagen, die Funktion eines Ritus bestünde darin, Dingen, die wir nicht fassen und nicht verstehen können, einen Sinn zu verleihen, also dem, was uns meistens angst macht. Die religiösen Traditionen haben verschiedenste Rituale ausgearbeitet, in denen es genau darum geht: In der christlichen Tradition ist es zum Beispiel das Krankensakrament, das man früher die letzte Ölung nannte. Welche Beziehung besteht nun zwischen der modernen klinischen Arbeit und den traditionellen Riten des Übergangs?

Marie de Hennezel: Die moderne klinische Praxis geht davon aus, daß all das ausschließlich in den intimen, privaten Bereich des einzelnen fällt. Wie wir schon mehrmals betont haben, kümmert sich das Gesundheitssystem weder um die religiöse Zugehörigkeit der Kranken noch um ihre spirituelle Ausrichtung. Es erlaubt höchstens, daß Vertreter der Religionen – Geistliche, Pastoren, Rabbiner, Imame – den Kranken besuchen, wenn dieser es ausdrücklich wünscht. Für jene Patienten, die keiner Religion angehören, denen aber die spirituelle Dimension wichtig ist und die sich wünschen, daß das »Heilige« in ihren letzten Momenten Berücksichtigung findet, herrscht also ein großes Vakuum, denn der Bereich des Geheiligten, der früher von diesen religiösen Ritualen ausgefüllt wurde, liegt in gewissem Sinne brach. In unserer Arbeit, in unserem Engagement geht es darum, daß wir als Menschen uns diesen Raum wieder zurückerobern, damit das Geheiligte wirklich in den Beziehungen zu anderen, im Herzen unserer Menschlichkeit gelebt werden kann. Ich habe versucht zu zeigen, inwiefern die Begleitung von Sterbenden tatsächlich ein geheiligter Ritus, ein Ritus des Opferns ist, und in welcher Weise Pfleger und ehrenamtliche Helfer bestrebt sind, diese Dimension in die alltägliche Pflegepraxis einzubringen. Aber es ist alles andere als leicht, diesen Raum aufs neue zu beleben, denn man zögert, auf religiöse Rituale, auf Worte und Gesten (wir haben das Wort der Vergebung oder die Geste des Segnens als Beispiel angeführt) zurückzugreifen, weil sie oft keinen Sinn mehr vermitteln können. Aus diesem Grund scheint es uns wichtig, den Sinn der Worte und Gesten wiederzuentdecken und auf die Etymologie, auf den ursprünglichen Sinn zurückzugehen. Oft hat mich diese rituelle Armut überrascht, die bei laizistischen Begräbnissen oder Einäscherungen herrscht. Da ist kein Wort über den Verstorbenen selbst gesagt worden, nichts, was seinen Lebensweg würdigte, es gab keinen Gesang, kein Gebet.

Jean-Yves Leloup: Louis-Vincent Thomas sagte: »Der Mensch definiert sich als das Tier, das Begräbnisrituale praktiziert.« Diese anthropologische Definition erinnert uns nicht nur daran, daß der Mensch das einzige Tier ist, das weiß, daß es sterben muß, und das versucht, dem Leiden und den Tod einen Sinn zu verleihen, sondern sie kann auch dem Ritus wieder dem ihm gebührenden Platz zuweisen: Der Ritus dient dazu, dem, was uns widerfährt, Sinn zu verleihen – unserem eigenen Tod genauso wie dem Tod eines anderen Menschen. Der Ritus ist das, was den Menschen auszeichnet. Fehlt er, dann fehlt das Menschliche. Der Ausdruck »krepieren wie ein Hund« trifft dann wirklich zu, wenn in den letzten Momenten eines Menschen und bei seinem Begräbnis Worte und Gesten fehlen, die einen Sinn zu vermitteln versuchen.

M. d. H.: Es scheint mir, daß wir angesichts dieser rituellen Armut neue Riten erfinden müssen: Trauerriten genauso wie Riten, um lebend in den Tod einzutreten. Sollten wir uns dabei nicht von den alten religiösen Riten inspirieren lassen, statt sie in Bausch und Bogen abzulehnen?

J.-Y. L.: In der orthodoxen Tradition wird der Tod »Einschlafen« genannt. Diese Tradition wurzelt in der biblischen Überlieferung, wo es heißt, die Patriarchen treten »in die letzte Ruhe« ein.
Das Wort »Requiem« verweist auf diese Dimension des Menschen, der seiner Tage müde ist und sich zur Ruhe begibt. Einen Menschen während seiner letzten Augenblicke zu begleiten, bedeutet, ihm zu helfen, in diese »Ruhe« zu finden.
Das Ritual des Einschlafens[1] könnte als Quelle der Inspiration für einen modernen Ansatz der Begleitung dienen. Worum geht es dabei?
Dieses Ritual erlaubt es dem Menschen, »sinn-voll« einzuschlafen. Dieser Sinn erlaubt es dem Menschen,

das Tor seines sterblichen Körpers zu öffnen und in den Garten der Seele hinauszutreten.Die Rolle des Begleitenden besteht darin, dem anderen zu helfen, diese Tür, dieses Fenster zum Unbekannten zu öffnen, zu dem er sich hinbegibt oder das auf ihn zukommt. In diesem ganz traditionellen orthodoxen Ritual, das seit den ersten Jahrhunderten des Christentums bekannt ist, können wir sieben Phasen unterscheiden. Vom simplen, menschlichen Standpunkt aus gesehen findet man dort eine Bestätigung unseres beseelten, »bewohnten« Menschseins. Der, der dort wohnt, verläßt bloß seine vorübergehende Behausung, sein »Zelt«. Wenn es im Prolog des heiligen Johannes heißt »Das Wort ward Fleisch«, dann wird der Sinn dieser Worte klarer, wenn wir uns die griechische Übersetzung des Textes anschauen, denn dort heißt es: »Er hat sein Zelt in unserer Mitte aufgeschlagen...«[2]

Unser Körper ist nach dieser Interpretation ein Zelt, in dem ein Wort, eine Information wohnt und es zu seiner Behausung macht. Wie können wir also einen Menschen begleiten, der ein Zelt zu seiner Wohnstatt erkoren hat und das er nun verlassen muß, und zwar gut verlassen muß, manchmal nicht ohne Nostalgie oder Leid, aber ohne Gewissensbisse und Reue, um einen Schritt weiter gehen zu können...

Können Sie die wesentlichen Merkmale dieser sieben Etappen beschreiben?

J.-Y. L.: Die erste Etappe ist die des Mitgefühls, die zweite ist die der Anrufung oder Invokation, die dritte (die eine Geste ist) ist die der Ölung, die vierte die des Zuhörens, die es dem Sterbenden ermöglicht, sich zu bekennen und alles zu sagen, was er während seines Lebens nicht ausgesprochen hat. Dieses »Geständnis« führt zur fünften Etappe, der des Vergebens. Dabei handelt es sich um ein Wort des Segens, ein Wort, das dem anderen die »Erlaubnis« gibt zu gehen: »Geh hin in Frieden.« Um den letzten Abschnitt des Weges in Frieden gehen zu können, brauchen wir die »Kommunion«, eine Wegzehrung für diesen Übergang. Die sechste Etappe ist demnach die Kommunion, und wir schließen mit der siebten, der der Kontemplation.

Betrachten wir nun die einzelnen Etappen etwas genauer. Die Haltung, die wir in der ersten Phase einnehmen, ist die des Mitgefühls, einer bestimmten Disposition von Geist und Herz.
Der Begleitende muß sich vor allem Zeit geben, sein Herz, seinen Geist der Gegenwart des anderen zu öffnen. Ob er dies nun tut, bevor er das Zimmer betritt oder erst in der Gegenwart des anderen, ist nicht wichtig. Ausschlaggebend ist, daß er für die Gegenwart des anderen und des Unbekannten offen ist, denn im Falle des Todes befinden wir uns alle in der Gegenwart des Unbekannten. In den letzten Augenblicken begleitet der Begleitende den sterbenden Menschen nicht mit seinem eigenen kleinen Ich, das heißt mit seinen kleinen Emotionen und Reaktionen, sondern er muß sich auf sein Selbst beziehen: auf das in uns, was intelligenter und liebender ist als wir und in einer Art des stillen Einverständnisses mit dem Unbekannten steht. Er bezieht sich auf dieses »Etwas«, das so still und ru-

hig ist. Es ist diese Öffnung des Herzens, die den Menschen in die Lage versetzt, den Ängsten des anderen ohne Angst zu begegnen und ihm zuzuhören.
Wenn wir diese innere Vorbereitung abgeschlossen haben, die in uns diese »Qualität« erzeugt, die jenseits unserer Kompetenzen liegt, ist der Moment der Anrufung gekommen.

Mit »Anrufung« ist die Anrufung eines Namen gemeint. In der jüdisch-christlichen Tradition ist der Name eine Energie, eine Gegenwart. Wir können also für jemanden den Namen der »Gegenwart« anrufen, die ihm aus seiner Tradition vertraut ist (das setzt natürlich voraus, daß wir die Person, die wir begleiten, bereits kennen), und sie sogar visualisieren. In der tibetischen Praxis rät man, auf dem Kopf des Sterbenden eine bestimmte Gottheit zu visualisieren, in der christlichen Tradition würde man die Gegenwart Christi, der Jungfrau Maria oder eines Heiligen invozieren. Es geht also darum, die Gegenwart eines Archetypen, der Fülle und Frieden symbolisiert, zu invozieren.
Ein Bild ist im Grunde eine Präsenz, und wenn wir diese Präsenz erwecken, lassen wir eine gewisse energetische Qualität entstehen, die sogar im Raum spürbar wird. Da diese energetische Qualität an die Stelle unserer kleinen Ängste, unserer Projektionen und so weiter tritt, ist die Person, die dahinscheiden wird, wie davon eingehüllt. Egal, welcher Tradition man folgt, die Invokation ist immer wichtig, denn wir werden zu dem, was wir lieben, und wir werden zu dem, was wir anrufen. Wenn wir also in einem solchen Moment eine

Person (oder eine Qualität) anrufen, dann werden wir diese Person oder Qualität, und das für den Menschen, der leidet und sterben wird. Hier kann eine regelrechte »Transfusion von Gelassenheit« stattfinden.

Nach dem Mitgefühl (der Öffnung des Herzens) und der Invokation kommt die Geste der Ölung.
Diese Geste ist Teil unserer mütterlichen Dimension. Der Sterbende wird mit einem zuvor gesegneten Öl benetzt, das den Geist, das Licht und auch die Geschmeidigkeit symbolisiert. Durch das Auftragen von Öl wird der Körper geschmeidig und kann sich für diesen neuen Atem öffnen, der den Sterbenden in einer anderen Dimension beseelen wird. Diese Ölung, die immer von Worten begleitet wird, wird an all jenen Stellen des Körpers vorgenommen, die bereits bei der Taufe mit dem Zeichen des Kreuzes versehen wurden.
Das Zeichen des Kreuzes ist Ausdruck der Öffnung des Menschen in allen seinen Dimensionen: Höhe, Tiefe, Breite, Länge. Wenn man dieses Zeichen auf einen Körperteil setzt, dann öffnet man diese Stelle, die sich durch Angst oder Furcht vielleicht geschlossen hat, aufs neue. Man öffnet die Tore der Wahrnehmung, des Körpers, des Tempels. Wir öffnen also die Tür hin zum Garten, zur Gegenwart. Wir bewegen uns über die Stirn, die Ohren, den Hals, das Herz, den Bauch, die Knie, die Füße.
Unser Ziel ist, die Gegenwart des Lebendigen, die Gegenwart des Atems an all jenen Stellen des Körpers zu invozieren, die vitale Zentren darstellen, damit dieser Körper nicht als Leichnam oder als Grab angesehen wird, sondern wirklich als ein Tempel, in dem der ihm

innewohnende Geist und die Gegenwart weilen. Die Ölung ist Ausdruck des Mütterlichen, das sich über die Geste, die Berührung manifestiert. Diese Geste, die umhüllt, respektiert und liebt, hat normalerweise das Ziel, den Menschen zu entspannen, physisch zu entspannen.
In dieser Entspannung kann sich der Sterbende anvertrauen.

So kommen wir zur nächsten Etappe, der des Zuhörens.
Nachdem wir den Kranken in seiner Eigenschaft als Tempel des Geistes bestätigt und ihm die Erlaubnis gegeben haben, sich auch mit etwas anderem als bloß mit seinen Symptomen zu identifizieren, kann er endlich zu uns sprechen. Der Begleitende kann den Sterbenden einladen, sich vor dem Abschied in seinem ganzen Sein anzuvertrauen (natürlich nur dann, wenn der Sterbende nicht im Koma liegt), indem er eine innere Haltung einnimmt, die ihn bereit macht, alles zu hören. Es ist also extrem wichtig, in die Haltung des Selbst zu finden, denn das Ich ist nicht fähig, alles zu hören. Das Ich ist befrachtet mit seiner Religion, mit seinen Ängsten und Urteilen. In diesem Moment geht es aber darum, dem anderen Raum zu geben, sich in seinem ganzen Sein zu offenbaren, und bereit zu sein, manchmal auch »unsagbare« Worte zu hören, und das ohne zu urteilen!
Diese Phase des Zuhörens ist eine ganz wesentliche. Darauf sollte, wenn möglich, eine Zeit der Stille, des Schweigens folgen, die man gemeinsam mit dem Kranken lebt. Genauso wichtig ist aber, daß dieses Anver-

trauen eine Antwort, eine echte, gesprochene Antwort, findet, denn in dieser Situation reicht Schweigen allein nicht mehr. Der Begleitende kann versuchen, ein Wort der Segnung, des Benedeiens, der Vergebung zu sprechen.

Was genau bedeutet eigentlich das Wort »benedeien«? Glauben Sie, daß es einem leichtfällt, ein Wort des Benedeiens, des Segnens, auszusprechen?

J.-Y. L.: Das Wort »benedeien«, *benedicere* im Lateinischen, bedeutet eigentlich »Gutes sagen«, »ein gutes Wort sprechen«. So wie man schlechte Worte aussprechen kann (manche Diagnosen sind solche »schlechten« Worte und wirken wie ein Fluch), so kann man auch »gute« Worte finden. Ein solches »gutes« Wort kann sowohl ein Wort des Vergebens, der affektiven Bestätigung (um uns wieder einer modernen Sprache zu bedienen) als auch jenes befreiende Wort sein, auf das wir uns bereits mehrere Male bezogen haben: »Wenn dein Herz dich auch verdammt, Gott ist größer als dein Herz.«
In der Sprache des Buddhismus oder Hinduismus würde man sagen: »Auch wenn dein Bewußtsein dir deine vergangenen Taten in Erinnerung bringt, identifiziere dich nicht mit ihnen.« In der hinduistischen und buddhistischen Praxis würde man Aussprüche von Gottheiten zitieren, die eine bestätigende Funktion haben: »Geh weiter, du bist nicht nur die negative Folge deiner Taten. Jetzt ist nicht der richtige Augenblick, um abzurechnen, du bist größer, als du selbst

glaubst zu sein.« Damit legt man den anderen nicht auf das Bewußtsein fest, das er von sich selbst hat. Das ist es, was ich unter einem Wort des Benedeiens, des Segnens und Vergebens verstehe.
Damit dieses Wort aber nicht ein Wort bleibt, das aus unserem kleinen Ich kommt, sondern wirklich zu einem Wort wird, das aus diesem Dritten herrührt, ist es hilfreich, auf Worte eines Dichters, auf einen heiligen Text und manchmal auch auf Musik zurückzugreifen. In diesen Augenblicken müssen wir uns auch unserer prophetischen Dimension besinnen, die, wie wir gesehen haben, nicht nur einigen auserwählten Wesen vorbehalten ist.
Am Bett eines Sterbenden kann es immer wieder passieren, daß uns plötzlich ein Wort eingegeben wird und wir uns fragen, woher es eigentlich kommt... Es hat seinen Ursprung nicht in dem, was wir gelernt haben, in der Erziehung, die wir genossen haben, und schon gar nicht in dem, was wir gelesen haben, aber trotzdem spüren wir, daß es richtig ist und es der Situation entspricht.

Wir sind nun bei der sechsten Etappe dieses Weges angekommen: bei der Kommunion oder Eucharistie.
Wenn der Begleitende ein Priester ist, dann kann dies der Moment für die Feier der Eucharistie sein: für das Teilen von Brot und Wein. Erinnern wir uns, ohne jetzt in die Details zu gehen, daß in der christlichen Tradition das Brechen des Brotes, das Teilen des Körpers Christi, das »Handeln«, die Praxis Christi symbolisiert, während der Wein für das Blut und die »Kontemplation« Christi steht.

Im Ritual des Einschlafens geschieht es oft, daß der Sterbende (aus körperlichen Gründen) kein Brot mehr empfangen kann. Von einem gewissen Standpunkt aus gesehen ist dies auch gut so, denn er befindet sich nicht mehr im Stadium des Handelns, sondern in dem der Kontemplation. Deshalb wird man sich mehr auf die Wandlung des Weines konzentrieren: Wir können einfach einen Tropfen Wein auf die Lippen oder die Zunge der bettlägerigen Person geben, um sie zur Kontemplation des Ursprungs einzuladen, den Christus selbst gelebt hat und den er Seinen Vater nennt. Die Eucharistie ist dieses Brechen des Brotes und dieses Teilen des Weins, das Christus uns mitgegeben hat und das nun von Generation zu Generation überliefert wurde. Dieses Sakrament benutzt die nährenden Stoffe unseres täglichen Lebens, um das Handeln, die Kontemplation und das Leben Christi zu symbolisieren, an dem teilzuhaben wir aufgefordert sind.
Auch wenn wir keine Priester sind (wenn wir also nicht von einer kirchlichen Organisation zum Priester geweiht worden sind), brauchen wir nicht auf das Ritual der Kommunion zu verzichten. Es reicht ein einfaches Glas Wein, das wir dem anderen auf eine ganz bestimmte Weise anbieten und mit dem wir mit ihm anstoßen.
Hier genügen kleine, einfache Dinge – denn das Heiligste ist oft das Einfachste. Das absolut Einfache kennt keine Grenzen mehr, und »einfach« heißt nichts anderes als »ohne Falten«.
Wenn Gott unergründlich ist, dann deswegen, weil er unendlich einfach ist: In ihm existieren keine Falten, an denen wir uns festklammern könnten.

Wir kommen nun zur letzten Phase des Rituals des Einschlafens, dem der stillen Kontemplation. Der Begleitende – und der Begleitete – der, der sterben wird, und der, der zurückbleiben wird (wir wissen übrigens nicht, für wen die Prüfung schmerzlicher ist) –, wir befinden uns beide in der Gegenwart des Mysteriums.
Etymologisch gesehen, kommt das Wort »Mysterium« aus dem griechischen *muistês*, wie übrigens auch das Lateinische *mutus*, was soviel wie »stumm« bedeutet. Angesichts dessen, was uns widerfährt, sind wir gemeinsam stumm. Die Tür zum Garten hin ist offen, aber wir müssen noch eines sagen: »Geh, geh hin… Ich bleibe da, aber ich betrachte die Klarheit durch das Fenster; eine Klarheit, die ich mir nur vorstelle, während du sie schon siehst. Nichtsdestotrotz umgibt uns dasselbe Licht.«
Manche dieser kontemplativen Momente sind von einer unerhörten Tiefe; der, der begleitet, macht also eine zutiefst mystische Erfahrung. Es ist, als würde der Sterbende ihm das schenken, was jenseits der »Schwelle« liegt. Manchmal mag es uns sogar schwerfallen, uns nach dieser Erfahrung wieder zu fangen, denn es ist, als hätten wir einen Fuß in die andere Welt gesetzt, die nichts als die Tiefe unserer Welt ist, so wie die Ewigkeit die ungeschaffene, ewige Dimension unseres sterblichen Lebens ist.
Diese siebte Phase ist von entscheidender Bedeutung. Um sie in der Raum-Zeit abzuschließen, mag ein Gesang oder eine Musik hilfreich sein. In der orthodoxen Tradition spielen Gesang und Musik eine wichtige Rolle. Außerdem wissen wir, daß das Hören der Sinn

ist, der noch wach ist, wenn alle anderen nicht mehr funktionieren.
Wir müssen aber trotzdem zwischen einem religiösen und einem sakralen Gesang unterscheiden. Manche religiösen Gesänge wirken nicht auf die Psyche, sie können einem guttun, sie sind sanft, aber... sie erwecken uns nicht zu einer anderen Dimension. Die Funktion eines sakralen Gesangs besteht aber tatsächlich darin, uns in eine neue Frequenz zu heben, in eine innere Frequenz. In diesem Augenblick verwandelt sich der Begleitende wirklich in einen Fährmann.

So endet das Ritual des Einschlafens in der orthodoxen Tradition: sieben Etappen, wie die sieben Gaben des Heiligen Geistes, wie sieben Arten, bei jemandem zu atmen. Mit dem Herzen, der Hand, dem Wort, der Kommunion und dem Schweigen. Zwei Atemzüge im unendlichen Atmen des Universums.
Sieben Geschenke des Atems, des *pneuma,* die uns als Wegzehrung gereicht werden; die unserem Tod Sinn verleihen und diesen Tod vom Tod eines Hundes unterscheiden, bei dem bloß eine Mechanik stehenbleibt, weil sie nicht mehr funktioniert. Sieben Geschenke, die ihn zu einem wahrhaft menschlichen Tod machen.
Der Augenblick des Todes ist der höchste Augenblick des Lebens, jener Augenblick, in dem das Leben seine allerhöchste Intensität erlangt. Das Wesentliche ist, »lebendig zu sterben« und niemanden der Gelegenheit, diesen Übergang in seiner ganzen Intensität zu erleben, zu berauben.

Könnte dieses Ritual des Einschlafens eine Inspiration für die tägliche Arbeit der Sterbebegleitung darstellen, und zwar auch dann, wenn sie in einem klinischen Rahmen erfolgen muß?

M. d. H.: Ja, auf jeden Fall, vorausgesetzt man geht in diesem Rahmen davon aus, daß sich das Heilige im Herzen des Menschlichen verbirgt. Was mich interessiert, ist folgende Frage: Wie können wir im Alltag der Pflege oder der Sterbebegleitung diese geheiligte Dimension des menschlichen Wesens anerkennen?
Wenn wir die Beschreibung dieses orthodoxen Rituals hören, wird uns klar, daß es im Grunde genau den Haltungen entspricht, die auch die Sterbebegleitung charakterisieren. Die Sterbebegleitung ist an sich ein Ritus, und wir finden darin alle Elemente, die das Ritual des Einschlafens ausmachen.
Ich finde es vor allem interessant, daß dabei dem Klang, der Schwingung eine besondere Bedeutung beigemessen wird. Jeder von uns kann vorschlagen, eine sakrale Musik zu hören. Eine sakrale Musik ist vor allem eine Musik, die das Herz des Menschen anspricht und es ihm erlaubt, in einen Zustand der Empfänglichkeit, der Öffnung zu gelangen. Gleich, welche Musik wir wählen, wichtig ist, eine Musik zu finden, die den betreffenden Menschen inspiriert.
Wir können aber auch vorschlagen, diese Musik gemeinsam anzuhören. Ich erinnere mich, einmal das *Requiem* von Gabriel Fauré mit einer fast vollständig gelähmten jungen Frau gehört zu haben. Das war ein wirklich geheiligter Augenblick, ein Augenblick des Einsseins, Seite an Seite, eins in dieser Musik.

Das Ritual des Einschlafens beginnt mit dem Entwickeln von Mitgefühl. Das erinnert mich an eine Pflegehelferin, die mir einmal folgendes ganz im Vertrauen gesagt hat: »Jedes Mal, wenn ich in das Zimmer eines Kranken gehe und mich ihm nähere, sage ich mir: ›Er könnte mein Vater, mein Bruder oder meine Mutter sein.‹ Das hilft mir, mich dem Menschen gegenüber zu öffnen und ihn in seinem Leiden anzunehmen.« Das ist ein wunderbares Beispiel für ein persönliches Ritual zur Entwicklung von Mitgefühl!

Als nächstes kommt die Anrufung. Das ist eine Form, dieses vollkommen andere, diese Transzendenz zu benennen und anzurufen, die so präsent ist, wenn wir mit dem konfrontiert sind, was sich uns entzieht. Viel mehr Menschen als man denkt nehmen Zuflucht zu einer solchen Anrufung, auch wenn aufgrund einer gewissen Scham (die vor allem in manchen Institutionen herrscht), diese intime Dimension der in allem präsenten Wirklichkeit mit anderen zu teilen, nur selten darüber gesprochen wird.

Im Laufe der Jahre habe ich bemerkt, daß sehr viele Menschen beten und etwas »anrufen«. Diese Anrufung kann sich an Christus, an die Jungfrau Maria, an einen Engel, einen Heiligen, einen inneren Führer oder einen Weisen richten. Es ist, als würde das Wesen spontan fühlen, daß es dieses Leiden einer Dimension, die es übersteigt, überantworten muß. Wie es Jean-Yves Leloup bereits gesagt hat: Man kann nicht einfach dasein, nur mit seinen bescheidenen persönlichen Mitteln. Eine solche Anrufung gleicht einem Appell an das Leben, ans Lebendige, an den Atem.

Wir finden dies in allen Traditionen, aber auch Menschen, die sich zu keiner Tradition oder Religion hingezogen fühlen, kennen so etwas wie einen inneren Führer oder Schutzengel. Interessanterweise haben auch Menschen ohne Religion oder religiösen Glauben dieses Vorherwissen um einen unsichtbaren Schutz. Das Bild des Engels ist viel verbreiteter als man glauben würde, aber man kann genausogut eine bereits verstorbene Person aus der eigenen Familie anrufen: die Großmutter, den Vater, die Mutter.

Die Ölung dagegen hat innerhalb dieses Rituals des Einschlafens den Sinn, den Körper zu heiligen, ihn an seine Berufung als Tempel, als Tempel des Geistes, zu erinnern. Wir können diese Bedeutung der Ölung auch im Pflegealltag leben. Jedesmal, wenn wir den Kranken waschen oder pflegen, jedesmal, wenn ein Schmerz oder eine Spannung eine fürsorgliche, beruhigende Hand verlangen, können die Feinfühligkeit, der Respekt und die Zärtlichkeit unserer Handlungen die Funktion übernehmen, die das Öl im religiösen Ritual hat. Manchmal wünschen wir uns, die rituellen Gesten des Sterbesakraments hätten diese Qualität des Kontakts, die man bei manchen Krankenschwestern, die eine schmerzende Körperstelle massieren, beobachten kann! Ich möchte noch einmal betonen, daß es hier um das Bewußtsein geht, mit dem wir den Körper des anderen berühren, denn darin liegt die geheiligte Dimension.

Eine Nachtschwester hat mir einmal gesagt, daß sie beim Gute-Nacht-Sagen oft eine sakrale Musik auflegt und das Gesicht des Kranken massiert und dabei den ganzen Respekt, die ganze Liebe, derer sie fähig ist, in ihre Hände legt. Das dauert ganze fünf Minuten ... Und bevor sie den Kranken verläßt, setzt sie ein Zeichen des Segens auf seine Stirn, so wie es früher manchmal unsere Großmütter taten. Sie war überzeugt, die Kranken schliefen dann friedlicher ein und bräuchten keine Beruhigungsmittel. Diese Krankenschwester praktizierte ihr ganz persönliches Einschlaf-Ritual, das jenen kleinen profanen Riten ähnelt, wie sie alle Mütter beim Zubettgehen ihrer Kinder praktizieren. Dank des Bewußtseins, das sie in ihre Gesten legte, gewann dieser Ritus bei ihr eine sakrale Dimension.

Was das Zuhören betrifft, so ist dies eine der Grundhaltungen in der Sterbebegleitung. Es wäre übrigens falsch zu denken, daß es eine »Zeit des Zuhörens« gäbe... Worum es geht, ist eine Haltung des Offenseins, die sich oft dadurch ausdrückt, daß man sich einfach zum Kranken setzt, ohne etwas Bestimmtes zu »tun« oder auf etwas zu warten, und einfach nur in einem offenen Da-Sein verweilt, das dem anderen zeigt, daß es Raum und Zeit gibt für das, was er uns vielleicht anvertrauen möchte.
Und wenn sich jemand dadurch ermutigt fühlt, uns etwas zu sagen, und uns etwas »Schweres« anvertrauen will, dann ist auch Raum für ein Wort des Vergebens: »Wenn dein Herz dich auch verdammt, Gott ist größer als dein Herz.«

Kommen wir nun zur Etappe der Kommunion. Beim Sterbesakrament ist sie die Krönung des Ritus. Sie re-

präsentiert den Augenblick, in dem der Christ sich mit Christus vereint, dem, was für ihn das Transzendente verkörpert; es ist der Moment, aus dem die Seele ihre Nahrung, ihre Kraft schöpft. Das sind unbestreitbar sehr machtvolle Augenblicke in der Begleitung. Aber was geschieht mit all jenen Kranken, die sich der christlichen Tradition nicht oder nicht mehr verbunden fühlen? Wird ihnen die Dimension der Kommunion, des Teilens im Glauben – und sei es nur ein Glauben an die Menschlichkeit – vorenthalten?
Ich teile die Auffassung von Jean-Yves Leloup, wenn er in die Kommunion jede Form des Teilens einbezieht, das in einem Geist der Liebe und im Bewußtsein des Bandes geschieht, das jeden einzelnen von uns mit einer über uns hinausgehenden Dimension verbindet. Ich erinnere mich an so manchen Austausch von Blicken, als ich mit einem Sterbenden ein Glas Champagner oder sogar eine Zigarette geteilt habe, wodurch ein Augenblick, der so oft als reiner Konsum erlebt wird, in einen Augenblick der Kommunion, der Gemeinsamkeit, in einen geheiligten Augenblick verwandelt wurde.
Wenn sich ein ganzes Team am Bett eines Sterbenden versammelt, um mit ihm eine gute Flasche Wein zu teilen, und der Mensch, der seinen Tod nahen fühlt, in diesem Augenblick ein von Herzen kommendes Wort, ein Wort der Anerkennung, eine Segnung spricht, dann liegt dieser Ehrung der zutiefst menschlichen Qualitäten der Krankenschwestern und der Werte, die ihr Handeln bestimmen, eine echte Gemeinschaft in dem, was das Menschliche transzendiert, zugrunde. Auch diese Augenblicke haben einen geheiligten Charakter.

Die letzte Etappe des Einschlafens ist die Kontemplation. Glauben Sie, daß auch das eine Anregung für die Arbeit in einem Krankenhaus sein kann? Und wenn ja, in welcher Weise?

M. d. H.: Sowohl die christliche als auch die buddhistische Tradition betont, wie wichtig es ist, die letzten Momente des Lebens in einem Klima der Stille und des Friedens zu erleben.

Meist ist die Krankenhausumgebung einer solchen Atmosphäre der »Kontemplation« nicht gerade förderlich. Wir alle kennen die Betriebsamkeit, die Hektik und den Lärm, die dort herrschen. Es bedarf eines starken Willens seitens des Personals, damit sich dieses Klima des Friedens auch dort einstellen kann. Manchmal gelingt es, vor allem auf Palliativstationen. Pflege und Behandlung sind dort auf das Allernotwendigste beschränkt. Das Bedürfnis nach Stille im Zimmer wird respektiert. Man tritt langsam ein, man respektiert die Erholungsphasen der Kranken und den Kummer der Angehörigen. Wenn der Sterbende es wünscht, kann man auch ganz konkret dazu beitragen, eine solche Atmosphäre zu schaffen. Man kann eine geistliche Musik spielen oder eine Kerze anzünden.

Es kommt gar nicht so selten vor, daß sich Pflegepersonen und ehrenamtliche Helfer einen Augenblick lang still ans Bett des Sterbenden setzen, ihm einfach ihre Anwesenheit schenken und mit ihm gemeinsam einen Augenblick der Kontemplation leben. Das sind Momente des gemeinsamen Friedens, aus denen man im allgemeinen gestärkt hervorgeht. Aber das muß man erlebt haben, um es verstehen zu können!

Schlußbemerkung

Wir sind von folgender Feststellung ausgegangen: Unsere Welt leugnet den Tod und beraubt sich damit einer Möglichkeit, über den Sinn des Lebens und des Heiligen nachzudenken und zu meditieren. Gewisse Augenblicke im Leben, vor allem Krisen und Zeiten der Trauer, konfrontieren uns jedoch mit diesen fundamentalen Fragen. Insbesondere das Nahen des Todes weckt in jedem von uns das, was wir als »spirituelles Leiden« bezeichnen: das Leiden angesichts des Fehlens eines Sinns oder einfach angesichts der Unmöglichkeit, mit den anderen seine allerpersönlichsten Fragen zu teilen. Dieser Raum des Geheiligten, des Sinns, der Beziehung des Menschen mit dem, was über ihn hinausgeht, dem früher die religiösen Traditionen Struktur verliehen, erscheint heute vielen als ein Raum, den es wiederzuentdecken, wieder zu »bewohnen« gilt. Wie kann uns das aber gelingen? Wie können wir dem Akt des Sterbens Sinn verleihen, wenn alle Worte, Gesten und Riten, auf die man sich früher stützen konnte, wie sinnentleert erscheinen? Sind wir nicht meist hilflos und in unserer Angst gefangen, wenn wir mit dem Tod und den Fragen konfrontiert werden, die sich dann zwingend bei jenen einstellen, die sich ihm nähern?

In unserer alltäglichen Praxis der Sterbebegleitung sind wir immer wieder Zeugen des spirituellen Vakuums und Leidens geworden, die sich sowohl beim Sterbenden als auch bei seiner Umgebung einstellen. Ausgehend von dieser Erfahrung haben wir nun versucht, die Weisheit der großen Traditionen zu Rate zu ziehen. Es geht aber nicht um eine Rückwendung, sondern darum, den Leser einzuladen, aus diesen Traditionen zu schöpfen, sich inspirieren zu lassen und diesen einen Schritt darüber hinaus zu tun, auf den wir uns immer wieder beziehen. Wir glauben, daß es im Grunde kein Zurück gibt, denn der Mensch ist geschaffen, um weiterzugehen und neue Wege zu erforschen.

Tatsache ist jedoch, daß die Antworten, die diese Traditionen gefunden haben, einer tiefen Intuition entspringen, die auch heute noch ihre Gültigkeit hat. Deswegen war es uns wichtig, das Denken und die Überzeugungen jener, die uns vorausgegangen sind, wieder in Erinnerung zu rufen – nicht um ihre Antworten einfach zu übernehmen, sondern um zu entdecken, was in ihnen noch immer lebendig ist. Wir wollen einen Anstoß dazu geben, einen neuen Weg für sich selbst zu entdecken, etwas Neues zu schaffen. Zu diesem Neuerschaffen von Sinn, zu dieser spirituellen Kreativität wollen wir die Leser einladen – vor allem jene, die aufgrund ihrer Lebenssituation oder ihres Berufs mit Leiden und Tod in Berührung kommen. Wir müssen aus der auf Wiederholungen reduzierten Verkalktheit vorgefertigter Antworten und inhaltsleerer Riten herausfinden und es wagen, aus dem Reichtum und der Tiefe unserer menschlichen Natur zu schöpfen, um wirklich Mensch zu werden und unserer Menschlichkeit ihre eigentliche Dimension wiederzugeben.

Die Herausforderung, der wir uns in Zukunft gegenüber sehen werden, besteht vielleicht gerade darin, inmitten einer laizistischen Welt – die sich entschieden hat, diesen Weg weiterzugehen – einen offenen Humanismus zu schaffen, in dem die Transzendenz und das Geheiligte wieder den ihnen gebührenden Platz finden können: im Herzen des einzelnen, im Herzen des Menschlichen.

Anmerkungen

Einführung

1 Siehe dazu den Erlaß des französischen Gesundheitsministeriums vom 26. August 1986: »Die Begleitung umfaßt eine Gesamtheit von Techniken zur Prävention und Bekämpfung von Schmerz, zur psychologischen Betreuung des Kranken und seiner Familie sowie zur Berücksichtigung ihrer individuellen, sozialen und spirituellen Probleme.«

2 Siehe Luc Ferry, *L'Homme-Dieu ou le sens de la vie*, Paris: Grasset, 1996.

3 Dieser Ausdruck stammt aus dem Vorwort von François Mitterand zu *Den Tod erleben.*

4 Siehe vor allem Maurice Zundel, *A l'écoute du silence,* Paris: Tequi, 1979.

1. Jeder Mensch ist ein spiritueller Mensch

1 Siehe zu diesem Thema die Werke des Philosophen Emmanuel Lévinas.

2. Das Bild des Todes als Erbe unserer Kultur

1 Und dies oft sehr im Detail. Ich denke in diesem Zusammenhang an den von Elisabeth Kübler-Ross beschriebenen Fall eines Blinden, der den Operationssaal, in dem man ihn für klinisch tot erklärt hat, in allen Einzelheiten beschreibt.

2 »Wir sind von allen Seiten bedrängt, aber wir ängstigen uns nicht. Uns ist bange, aber wir verzagen nicht«, Paulus, 2. Korinther 4,8.

3. Wider das Tabu des Todes – Die Herausforderung eines spirituellen Humanismus

1 Frans Veldman, *L'Haptonomie, science de l'affectivité,* Paris: P. U. F. 1995.

5. Ängste und Schuldgefühle im Alltag der Sterbebegleitung

1 1. Johannes 4, 18: »Die vollkommene Liebe treibt die Furcht aus.«
2 1. Johannes 3, 20.
3 1. Johannes 3, 2.
4 Raymond Moody, *Leben nach dem Tod;* Reinbek bei Hamburg: Rowohlt, 1977.
5 Maurice Zundel, *A l'écoute du silence,* op. cit.
6 In der deutschen Übersetzung der Bibel nach Martin Luther lautet die Stelle Genesis, 12, 1: »Und der Herr sprach zu Abraham: Geh aus deinem Vaterland und von deiner Verwandtschaft und aus deines Vaters Haus in ein Land, das ich dir zeigen will.« Jean-Yves Leloup gibt sie folgendermaßen wieder: »Verlasse dein Vaterland, deine Verwandtschaft, geh hin zu dir selbst *(lek lekka)*, in das Land, das ich dir zeigen will.« (A. d. Ü.)

6. Sterbebegleitung als Praxis des Mitgefühls

1 Siehe das Buch Hiob, 2,12.
2 Jean-Dominique Bauby, *Schmetterling und Taucherglocke,* Zsolnay, 1997.

7. Reinkarnation, Auferstehung oder Wiederbelebung? – Hoffnungen und Verwirrungen

1 Siehe das koptische Evangelium aus dem 2. Jahrhundert, das Myriam von Magdala zugeschrieben wird (Übersetzung und Kommentar von Jean-Yves Leloup, Paris: Albin Michel, 1977).
(Diese Stelle, das berühmte lateinische »*Noli me tangere*«, wird in der deutschen Übersetzung der Bibel nach Luther mit »Rühre mich nicht an« übersetzt. – A. d. Ü.)

2 »Das ist der Punkt, an dem sich das Problem des Todes stellt, aber gleichzeitig auch löst. Es ist schon äußerst erstaunlich, daß die überwiegende Mehrheit der Menschen ihr Ich nicht in Frage stellt. Die Menschen nehmen ihr Ich für gegeben. Sie sagen seit ihrem zweiten oder dritten Lebensjahr »ich«, ohne irgendeine Wahl getroffen zu haben, und auf dieses vorfabrizierte Ich gründen sie ihr ganzes Leben. Es ist dieses infantile »Ich«, um das herum sie ihre Ansprüche zementieren. Mit Klauen und Krallen verteidigen sie dieses Ich, das ihnen irgendwie zugefallen ist und das sie nicht einmal selbst geschaffen haben, sondern das ihrem Wachstum Grenzen setzt und das wesentlichste Hindernis bei der Ausbildung ihrer Persönlichkeit darstellt. Eine Transfiguration und Verwandlung, die uns dem Tod entreißen könnte und die die Vorbedingung für unsere Auferstehung wäre, muß von einer radikalen Umformung dieses Objekt-Ichs ausgehen.« Aus: Maurice Zundel, *A l'écoute du silence,* op. cit.

3 Siehe Jean-Yves Leloup *L'Absurde et la grâce*, Paris: Albin Michel, 1991.

4 In diesem Zusammenhang möchten wir an das wunderbare Buch von Alain Daniélou erinnern, *La Fantaisie des dieux* (Fayard), in dem er zeigt, daß diese Lehre der Reinkarnation tatsächlich eine relativ späte Lehre darstellt. Weder in den Veden noch in anderen alten Traditionen ist davon die Rede; das Ziel war immer die Anastasis: die Geburt einer himmlischen Dimension inmitten unseres irdischen Seins, was später Auferstehung genannt wurde.

5 Der Terminus stammt von Frans Veldmann, *L'haptonomie. Science de l'affectivité,* op. cit.

6 Der hebräische Ausdruck *kavod* bedeutet eigentlich »Ruhm«, »Ehre«, wird aber im Zusammenhang mit dem Alten Testament im Deutschen immer als »die Herrlichkeit Gottes« wiedergegeben (Anm. d. Ü.).

10. Sakrale und profane Riten und Rituale für den Übergang

1 Jean-Pierre Bayard, *Le Sens caché des rites mortuaires*, Band 1, Paris: Dangles, 1993.

2 Normose: so sein wollen wie alle anderen, Angst vor dem Ausgegrenztwerden, vor der Differenz, die es uns erlauben würde, uns besser mit uns selbst zu fühlen.

3 Brief des Jakobus, V, 16: »Bekennt also eure Sünden und betet füreinander, daß ihr gesund werdet.«

11. Das Einschlafen –
Traditionelles Ritual und moderne klinische Praxis

1 Das Ritual des Einschlafens (»Dormition«), wie es hier beschrieben ist, ist der Versuch einer Synthese verschiedener Rituale, die in russischen, griechischen, ägyptischen, rumänischen und französischen orthodoxen Klöstern praktiziert werden. Man findet darin auch gewisse Elemente des römisch-katholischen »Sterbesakraments«, das früher »letzte Ölung« genannt wurde. Dieses Ritual ist der ungeteilten Kirche zuzurechnen und geht über die Spaltungen, die das Christentum im zweiten Jahrtausend durchgemacht, hinaus. Eine Beschreibung des Rituals ist im »Institut pour la rencontre et l'étude des civilisations« erhältlich (Fax: +33-04 94 30 10 32).

2 »*O logos sarx egeneto kai eskenosen en èmin*«; siehe Jean-Yves Leloup: *L'Evangile de Jean, traduction et commentaires*, Paris: Albin Michel, 1989.

Bibliographie und weiterführende Literatur

Ars moriendi, Die Kunst, gut zu leben und gut zu sterben. Texte von Cicero bis Luther, Zürich: Manesse, 1996.

Beutel, Helmut und Daniela Tausch, *Sterben, eine Zeit des Lebens.* Ein Handbuch der Hospizbewegung, Stuttgart: Quell, 1989.

Chögyam Trungpa, *Die Insel des JETZT im Strom der Zeit.* Leben, Tod und andere Bardo-Erfahrungen im Buddhismus, Frankfurt a.M.: W. Krüger, 1995.

Das Tibetische Totenbuch, neu übers. u. komment. v. Robert F. Thurman, Vorw. d. Dalai Lama, Frankfurt a.M.: W. Krüger, 1996.

Dass, Ram und Paul Gorman, *Wie kann ich helfen?*, Berlin: Sandhana, 1994.

de Hennezel, Marie, *Den Tod erleben*, Bergisch Gladbach: Bastei Lübbe, 1996.

Dealcour, Jean-Baptiste, *Aus dem Jenseits zurück.* Berichte von Totgeglaubten, München: Droemer, 1982.

Grof, Stanislav und Joan Halifax, *Die Begegnung mit dem Tod*, Stuttgart: Klett-Cotta, 1980.

Grollman, Earl, *Mit Kindern über den Tod sprechen*, Neukirchen-Vluyn: Christliche Verlagsanstalt, 1991.

Kübler-Ross, Elisabeth, *Interviews mit Sterbenden*, Stuttgart: Kreuz, 1969.

–, *Verstehen, was Sterbende sagen wollen*, Stuttgart: Kreuz, 1982.

–, *Reif werden zum Tode*, Gütersloh: Gütersloher Verlagshaus, 1996.

–, *Leben bis wir Abschied nehmen*, Stuttgart: Kreuz, 1979.

Levine, Stephen, *Noch ein Jahr leben*, Bielefeld: J. Kamphausen, 1998.

–, *Wege durch den Tod*, Vorw. v. Ram Dass, Bielefeld: J. Kamphausen, 1997.

Longaker, Christine, *Dem Tod begegnen und Hoffnung finden.* Die emotionale und spirituelle Begleitung Sterbender, Vorw. v. Sogyal Rinpoche, München: Piper, 1997.

Moody, Raymond, *Leben nach dem Tod*, Reinbek b. Hamburg: Rowohlt, 1977.

Mullin, Glenn H., *Die Schwelle zum Tod.* Tod und Leben nach tibetischem Glauben, Düsseldorf/Köln: Diederichs, 1987.

Ring, Kenneth, *Den Tod erfahren – das Leben gewinnen*, Bergisch Gladbach: Lübbe, 1988.

Saunders, Cicely, *Hospiz und Begleitung im Schmerz*, Freiburg: Herder, 1993.

–, und Mary Baines, *Leben mit dem Sterben.* Betreuung und medizinische Behandlung todkranker Menschen, Göttingen: H. Huber, 1991.

Sogyal Rinpoche, *Das tibetische Buch vom Leben und vom Sterben*, Bern u.a.: O.W. Barth, 1993.

Stoddard, Sandol, *Die Hospizbewegung: Ein anderer Umgang mit Sterbenden*, Freiburg: Lambertus, 1988.

Student, Johann Christoph, *Das Hospiz-Buch*, Freiburg: Lambertus, 1994.

Tausch-Flammer, Daniela und Lis Bickel, *Wenn Kinder nach dem Sterben fragen*, Freiburg: Herder, 1997.

Veldman, Frans, *L'Haptonomie, science de l'affectivité*, Paris: PUF, 1995.

Weil, Alfred, *Im Spiegel des Todes.* Beiträge zu Tod und Sterben aus buddhistischer Sicht, München: Deutsche Buddhistische Union, 1995.

Wilber, Ken, *Mut und Gnade*, Bern u.a.: Scherz, 1992.

Zundel, Maurice, *A l'écoute du silence*, Paris: Téqui, 1979.

Bitte beachten Sie die folgenden Seiten

Die maßgebliche Neuübersetzung des Klassikers östlicher Weisheit

Das Tibetische Totenbuch
Neu übersetzt und kommentiert
von Robert F. Thurman
Mit einem Vorwort des Dalai Lama
Aus dem Amerikanischen von Thomas Geist
373 Seiten. Gebunden
ISBN 3-8105-2009-8

Verfaßt wurde das ›Tibetische Totenbuch‹ von Padmasambhava (»Der Lotosgeborene«), der im 18. Jahrhundert den Buddhismus von Indien nach Tibet brachte und von allen Schulen des tibetischen Buddhismus als zweiter historischer Buddha verehrt wird.
Diese Ausgabe führt als erste in die meditative Praxis ein. Der Kerntext, ausführliche Kommentare und zusätzliche, bisher noch nicht ins Deutsche übertragene Meditationstexte erschließen dem westlichen Leser die tibetische Kunst des Sterbens in ihrer ganzen Dimension.

Wolfgang Krüger Verlag